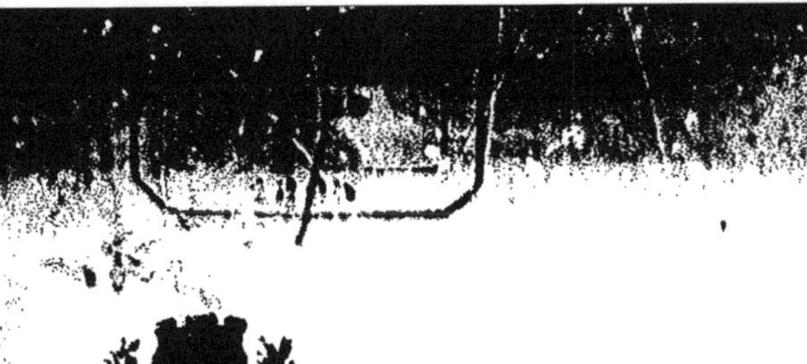

Dʳ ANTONIN CAUJOLE

ESSAI

sur

LA PYLOROPLASTIE

ou

OPÉRATION DE HEINECKE ET MIKÜLICZ

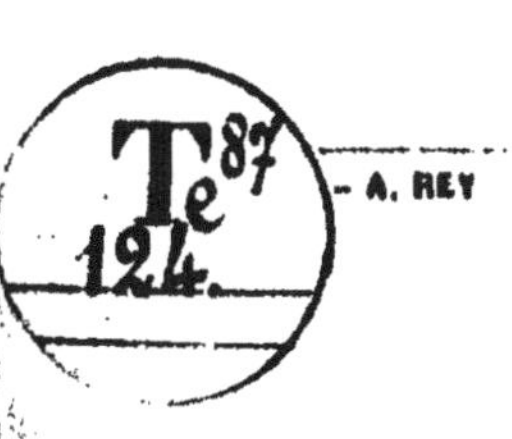

ESSAI

SUR

LA PYLOROPLASTIE

OU

OPÉRATION DE HEINECKE ET MIKULICZ

ESSAI

sur

LA PYLOROPLASTIE

ou

OPÉRATION DE HEINECKE ET MIKÜLICZ

PAR

LE DR A. CAUJOLE

Médecin stagiaire au Val-de-Grâce.

LYON

A. REY, IMPRIMEUR DE LA FACULTÉ DE MÉDECINE

4, RUE GENTIL, 4

1895

Il nous vient au cœur un sentiment profond de reconnaissance au moment de quitter, après trois années d'études, ceux qui nous ont enseigné l'art difficile de guérir.

M. le professeur Poncet, dont nous sommes fier de nous dire l'élève, nous inspira dès longtemps ce modeste travail ; il ne nous a ménagé, pour le conduire à bonne fin, ni ses encouragements, ni ses conseils éclairés. Il nous fait l'honneur de présider aujourd'hui notre soutenance, et ce nous est un devoir bien doux que de l'assurer publiquement ici de notre éternelle gratitude.

M. le médecin-major de 2ᵉ classe Sieur, répétiteur à l'École du Service de Santé militaire, s'est toujours montré pour nous d'une bienveillance dont nous ne saurions perdre le souvenir. Nous le prions d'agréer nos vifs remerciements pour les excellents conseils qu'il nous a prodigués et aussi pour les leçons cliniques qu'il nous a données dans son service à l'Hôpital d'instruction.

Nous avons contracté une dette de reconnaissance envers M. le médecin, major de 2ᵉ classe Janot, surveillant à l'École du Service de Santé militaire ; il a bien voulu nous témoigner de l'intérêt et nous permettre de puiser à pleines mains dans les nombreux documents qu'il possède sur la chirurgie de l'estomac et du pylore.

Nous unissons enfin, dans une même pensée de gratitude et d'adieu, nos maîtres de la Faculté, de l'École, des hôpitaux civils et militaires.

La constante sympathie de nos camarades de promotion nous fut précieuse aux heures pénibles que nous avons quelquefois vécues. Nous avons, en particulier, trouvé dans le Dʳ Idrac un compagnon charmant et un ami dévoué ; il a su comprendre notre caractère ondoyant et nous pardonner notre humeur inégale. Si toujours nos joies furent les siennes, toujours il voulut aussi prendre sa part de nos tristesses, et nous avons maintes fois, en même temps que sa délicatesse, apprécié son cœur : à lui notre dernier adieu.

AVANT-PROPOS

L'opération de Heinecke et Mikülicz ou pyloroplastie consiste essentiellement :

1° A inciser dans le sens de la longueur les parois antérieures de l'estomac, du pylore, et des premières portions du duodénum ;

2° A donner ensuite à la plaie par une traction exercée sur le milieu de chacune de ses lèvres, une direction perpendiculaire à sa direction primitive ;

3° A suturer enfin, dans cette position nouvelle.

On peut, avec Robson, introduire dans la lumière du nouveau canal une bobine en os décalcifié.

Cette intervention si simple permet de rendre à l'anneau pylorique son diamètre normal.

Les résultats excellents, obtenus dans le plus grand

nombre des cas, ont amené les chirurgiens à traiter de la même manière les sténoses cicatricielles intéressant l'estomac lui-même et lui donnant la forme dite « en tablier ». Krukenberg à Munich et Doyen en France ont enregistré des guérisons complètes.

Mais nous n'étudierons pas ces applications du procédé Heinecke et Mikülicz ; nous n'avons en vue, dans ce travail, que la pyloroplastie proprement dite.

Un premier chapitre est consacré à l'historique de la question.

Il est traité, dans le second, des indications générales et spéciales de l'intervention.

Nous abordons, dans le chapitre III le manuel opératoire ; nos donnons rapidement un exposé des soins préopératoires, des accidents immédiats et éloignés dont la pyloroplastie peut devenir la cause en tant qu'intervention et nous terminons par nos recherches expérimentales.

Nous arrivons, dans le chapitre IV, aux résultats immédiats et éloignés, nous étudions et nous discutons les causes des insuccès, récidives et mortalité.

Viennent ensuite, au V° et dernier chapitre avec les observations que nous avons pu réunir, les conclusions qu'elles nous permettent de poser.

ESSAI

sur

LA PYLOROPLASTIE

ou

OPÉRATION DE HEINECKE ET MIKULICZ

CHAPITRE PREMIER

Historique.

C'est au chirurgien allemand Heinecke que revient l'honneur d'avoir, en 1886, pratiqué pour la première fois la pyloroplastie, chez un malade atteint de sténose non néoplasique du pylore. La guérison fut complète et rapide. Quelques mois plus tard, en 1887, sans connaître les travaux de son compatriote, et après de nombreuses recherches *in anima vili*, Mikülicz traitait de la même manière un rétrécissement pylorique cicatriciel, compliqué d'ulcère intéressant le pancréas sur une profondeur de 2 centimètres. Moins heureux qu'Heinecke, Mikülicz perdit en deux jours son opéré. Mais la nécropsie montra : « que le pylore, au niveau des points de suture, était d'une largeur normale, tandis qu'avant l'opération il admettait à peine une mince sonde en caoutchouc ».

Le 25 juin 1888, il revenait à la charge, cette fois avec plein succès, puisque, un mois après l'intervention, sa malade, atteinte d'une sténose consécutive à l'absorption d'acide sulfurique, était entièrement guérie.

La même année, Novaro introduisait en Italie ce nouveau procédé. Mais une hémorragie interne, venait à la première tentative lui ravir le succès. En Allemagne, Heinecke voyait son second malade succomber à la tuberculose pulmonaire deux mois après la laparotomie. Le même sort était réservé, d'ailleurs, à l'opéré de Bardeleben qui mourait phtisique en décembre 1888, guéri par la méthode plastique d'un rétrécissement cicatriciel du pylore.

Malgré ces résultats plutôt décevants, Novaro, van der Hoeven, de Rotterdam, Carle, de Turin, Lauenstein, Köehler, pratiquent volontiers la pyloroplastie et, en 1890, 17 interventions étaient déjà tentées : sans doute il fallait relever dans cette brève statistique 4 décès imputables à la rigueur à la gastrotomie, et 2 autres à la tuberculose accélérée peut-être dans sa marche par le traumatisme opératoire; mais on avait 11 guérisons, et 11 guérisons complètes.

Aussi, voit-on durant les années suivantes les chirurgiens recourir un peu partout à l'opération de Heinecke, non seulement en Allemagne et en Italie, avec Czerny, Novaro, Colzi, Billroth lui même, mais encore à Saint-Pétersbourg, en Suisse, en Angleterre et en Amérique, où Selenkow, Roux de Lausanne, Page et Limont, Shepkerd, Morrison, Pearce Gould et Senn obtiennent de brillants succès. En janvier 1895, le chirurgien anglais Robson modifie heureusement, semble-t-il, le procédé primitif en introduisant, dans la lumière de l'anneau préalablement incisé, une bobine en os décalcifié.

En France, la pyloroplastie bien que prônée par Bouveret, dans son *Traité des maladies de l'estomac*, n'était
guère, il faut le dire, connue des chirurgiens, lorsqu'en
1892, Doyen, de Reims, eut l'occasion de l'essayer trois
fois ; mais il eut une récidive et deux décès.

Trop sévère, peut-être, après ce triple échec, pour
l'opération de Heinecke *(Arch. provinciales de chir.*,
1892), il semble revenir à des idées moins pessimistes
dans son dernier ouvrage *(Trait. chir. des aff. de l'est.
et du duodénum*, 1895).

Ramakers, après Doyen, pratique à Alger la pyloroplastie sur un paludéen qu'emporte en deux jours un
accès pernicieux foudroyant.

Rohmer, de Nancy, opère un malade qui présente
bientôt des phénomènes de récidive.

Enfin, en avril 1894, M. le professeur Poncet, de
Lyon, recourt au Heinecke-Mikülicz dans un cas très
grave de sténose spasmodique : il enregistre un succès.

Il est le dernier en date, qui ait fait, chez nous, cette
opération nouvelle, injustement écartée, semble-t-il, par
l'École française, mais à laquelle les auteurs étrangers
prédisent cependant un long avenir.

CHAPITRE II

Indications. — Contre-indications.

Les rétrécissements du pylore ont pour effet habituel
d'amener la mort des malades par inanition, et comme la
médecine est impuissante contre eux, il est naturel que l'on
ait eu recours à des opérations chirurgicales.

La pylorectomie et les diverses gastro-entéro-anasto-
moses, avec ou sans bouton de Murphy, sont appliquées
maintenant au traitement des sténoses de toute nature,
et la divulsion digitale de Loreta à celui des sténoses
cicatricielles. Mais cette dernière intervention est très
dangereuse, car elle expose à des déchirements étendus
de la muqueuse. Elle ne donne, en outre, que des résultats incertains. De l'avis de tous les auteurs, la pyloroplastie est un mode opératoire préférable, en certains cas
bien déterminés.

Elle ne saurait être efficace, on le conçoit *a priori*,

contre les rétrécissements cancéreux ; sans doute, Köhler
a cru devoir employer la méthode d'Heinecke et Mikülicz,
à titre d'intervention palliative dans un cas de carcinome ;
mais cet exemple n'est pas à suivre ; la masse et la consis-
tance même du néoplasme peuvent constituer un obstacle
sérieux, et d'ailleurs on s'attaque seulement au symptôme
sans combattre la cause efficiente. Nous en dirons autant
des retrécissements syphilitiques et tuberculeux, véritables
curiosités pathologiques. Durante aurait cependant traité
et guéri par un procédé plastique spécial une prétendue
sténose bacillaire. De même, les sténoses par corps étran-
ger, par compression, par dislocation stomacale, échap-
pent, évidemment, à la pyloroplastie.

Que si l'on est en présence d'un rétrécissement par
hypertrophie simple des parois duodénales et pyloriques,
on peut avec Navaro, Lauenstein et Bardeleben faire l'opération de Heinecke ; nombre de guérisons se sont produites
en ce cas.

M. le professeur Poncet, Carle et Miller ont opéré
plusieurs fois, avec plein succès, des rétrécissements
spasmodiques. Doyen va même jusqu'à préconiser le
Heinecke-Mikülicz dans le cas de vomissements incoer-
cibles de la grossesse.

Mais les sténoses qui sont, par excellence justiciables
de la pyloroplastie, sont avant tout les sténoses cicatricielles ; cicatrices d'ancien ulcus, d'ulcérations consécu-
tives à l'absorption de liquides corrosifs ou caustiques,
de déchirures pariétales suite de traumatisme, ainsi que
nous en avons réuni deux observations. « La pyloroplastie,
écrit Pearce Gould, introduit des tissus nouveaux et sains
dans l'anneau pylorique... Les tissus morbides tendent à

disparaître ; n'est-il pas intéressant de se rappeler les résultats obtenus par la section de l'aponévrose palmaire dans les cas de rétraction ? Le tissu induré se ramollit, pour ainsi dire, et une guérison parfaite est souvent obtenue. De même, dans certains rétrécissements de l'urètre, la division du tissu malade est suivie, non seulement d'un élargissement du canal, mais d'une disparition des éléments indurés sténosants. Il est, en fait, certain que l'incision d'un rétrécissement est dans tout conduit muqueux la meilleure des thérapeutiques. »

La présence d'un ulcus en activité ne doit pas être une contre-indication absolue ; nombre de chirurgiens allemands et anglais n'ont-ils pas, en effet, traité simultanément la sténose par la pyloroplastie et l'ucère par l'excision de la cautérisation ?

Il serait imprudent toutefois de pratiquer le Heinecke-Mikülicz dans tous les cas de sténose simple, sans exception.

1° En effet, quand les lésions cicatricielles au niveau du pylore sont trop anciennes, trop étendues, trop volumineuses, quand le tissu fibreux s'y trouve trop abondant, la pyloroplastie demeure sans résultat ; les observations de Lamenstein et de Rohmer sont là pour nous l'apprendre.

2° S'il existe, d'autre part, indépendamment des cicatrices pyloriques, des lésions de nature suspecte ou simplement indéterminée, en un point quelconque des muqueuses stomacale ou duodénale, il faut recourir à une autre intervention.

3° Quand, après laparatomie, le moindre doute peut s'élever sur la nature de la sténose, il faut agir de même.

4° Enfin, si l'on trouve un pyloro immobilisé par des adhérences solides et étendues, il est indiqué de ne pas faire la pyloroplastie ; pour attirer, en effet, hors de la cavité péritonéale les portions malades, il faudrait sectionner ces adhérences, ce qui n'est pas toujours facile, et ce qui expose, en outre, à des hémorragies secondaires mortelles. Il est vrai que Köhler et Slajmez ont pu, dans deux cas, opérer avec succès, après section et ligature soignée des brides péritonéales ; mais il ne faut pas, croyons-nous, jusqu'à nouvel informé, suivre leur exemple.

On a des chances de ne pas avoir affaire à des adhérences considérables, si l'on intervient assez tôt. Mais c'est une question difficile que de savoir préciser le moment de l'opération. En principe, quand le diagnostic de stenose cicatricielle s'impose, quand il est même simplement probable, il faut agir sans retard. Attendre, c'est courir le risque de laisser le malade tomber dans une cachexie, qui diminue les chances du succès, si elle ne devient pas une véritable contre-indication. « Toutefois, dit Bouveret, l'opération ne doit pas être trop précoce quand le rétrécissement est dû à la cicatrice d'une ulcération de gastrite toxique ; il y a des inconvénients à pratiquer des incisions et des sutures dans des tissus encore ramollis par une inflammation récente. Il est préférable d'attendre six semaines à deux mois à compter du début des accidents ».

Quand les lésions sont le fait d'une action corrosive ou caustique, ou d'un traumatisme, il faut, pour les mêmes raisons jusqu'au vingtième ou trentième jour.

En résumé, la pyloraplastie doit être faite dans les

cas de sténose hypertrophique, spasmodique, cicatricielle et traumatique, quand les tissus morbides ne sont point trop volumineux, et lorsque le pylore n'est pas immobilisé par des adhérences péritonéales considérables,

Il faut opérer de bonne heure.

CHAPITRE III

Manuel opératoire. — Soins pré-opératoires. — Accidents opératoires immédiats et éloignés. — Moyens de les éviter. — Recherches expérimentales.

MANUEL OPÉRATOIRE

Nous avons vu quel est le principe de la pyloraplastie : incision longitudinale suturée dans un sens transversal, avec ou sans bobine osseuse.

Divers procédés de laparotomie et de gastrotomie ont été indiqués pour réaliser ces données opératoires. On peut, avec Mikülicz, inciser sur une longueur de 10 centimètres, parallèlement au rebord des arcs costaux droits, 5 centimètres au-dessous d'eux pour tomber directement sur le corps du délit.

Van der Hœven fait une incision angulaire de 14 centimètres, 5 centimètres sur la ligne blanche, 9 centimètres le long du rebord costal.

Mais on voit à l'amphithéâtre que ces incisions ne facilitent guère la recherche du pylore et la clinique a démontré qu'elles amènent l'éventration (Rydygier).

Il vaut mieux recourir avec Heinecke, Novaro, Pearce Gould, Colzi, Doyen, Poncet à la laparotomie médiane : l'exploration est aussi aisément praticable qu'avec l'incision oblique.

Quant à la plaie opératoire intéressant l'estomac et le pylore, elle est le plus souvent linéaire, cependant Heinecke a fait une incision cruciale ; Limont et Page ont pratiqué une véritable boutonnière losangique pour exciser le tissu cicatriciel.

L'incision doit mesurer environ 8 à 9 centimètres ; elle se fait en deux temps, dont le premier constitue la gastrotomie exploratrice, et le second, l'incision opératoire proprement dite. En principe, cette dernière doit intéresser les portions malades dans toute leur étendue, et à chaque extrémité, les portions saines sur une longueur d'1 centimètre.

C'est en nous conformant à ces données que nous avons fait nos recherches cadavériques et expérimentales, suivant le manuel exposé ci-après.

L'opérateur se place à la droite du malade.

Laparotomie médiane ; incision de 8 à 9 centimètres à partir de l'appendice xyphoïde.

Le péritoine ouvert, on voit dans la partie supérieure de la plaie la face antérieure de l'estomac, reconnaissable à son aspect grisâtre. Le doigt, introduit dans l'abdomen, peut, en explorant vers la droite cette portion de la paroi stomacale arriver sur le pylore malade, dont le volume et l'induration facilitent d'ailleurs la recherche.

La région pylorique de l'estomac, le pylore et les premières portions du duodénum, mobilisés de la main droite et libérés de leurs attaches péritonéales sont attirés au dehors et entourés de compresses chaudes aseptiques.

On peut alors confier l'estomac et le duodénum aux mains d'un aide qui les pince fortement entre ses doigts de manière à éviter l'irruption des liquides gastriques dans le champ opératoire ou le reflux de la bile par le duodénum (Ramakers). Ce but est mieux 'atteint, croyons-nous, si l'on place deux ligatures, l'une sur l'estomac à 6 centimètres de l'anneau pylorique, l'autre sur le duodénum à 4 centimètres de cet anneau.

L'estomac est incisé au bistouri, au ciseau ou au thermocautère (Doyen), sur une longueur de 4 centimètres, à gauche de la tumeur, suivant une direction longitudinale, à égale distance de la grande et de la petite courbure. Un doigt introduit dans la plaie explore les lésions et cherche à se rendre compte du degré de la sténose. On fait ensuite glisser dans le conduit pylorique, par l'ouverture déjà pratiquée, une sonde cannelée, et sur cette sonde on incise la paroi antérieure du pylore, en prolongeant vers la droite l'incision stomacale déjà décrite et en se maintenant toujours a égale distance de la grande et de la petite courbure. On arrive sur le duodénum et on a une plaie horizontale de 8 à 10 centimètres.

On saisit alors à l'aide d'un crochet chacune des lèvres de la plaie en leur milieu, et l'on tire simultanément sur ces deux crochets (fig. 2, *m* et *n*). Sur un pylore peu volumineux on fait, plus simplement, avec les doigts. L'incision prend, de la sorte, une direction perpendiculaire à la direction primitive (fig. 3 et 4), et les deux points extrêmes de la plaie ainsi orientée (fig. 3 et 4, *m* et *n*) sont les points médians de la plaie première (fig. 1, *m* et *n*). L'angle stomacal se trouve accolé à l'angle duodénal (fig. 4) et, par là, la paroi antérieure de l'estomac est en contact intime avec celle du duodénum (fig. 4).

On suture au catgut fin (procédé Lembert) avec une aiguille ronde. Il est avantageux de fixer sur la ligne des sutures les lambeaux péritonéaux et épiploïques résultant de la section des adhérences.

On lève les ligatures placées sur l'estomac et le duodénum.

Suture au catgut du péritoine pariétal. Suture de la paroi abdominale au fil d'argent.

Si l'on juge trop considérable la longueur totale de l'incision, on peut suturer la portion gastrique dans sa direction primitive, de manière à donner à la ligne des sutures la forme d'un ⊢ .

Modification de Robson. — L'incision pylorique amenée dans sa direction définitive, on introduit dans le canal une bobine en os décalcifié ; on suture ensuite sur cette bobine :

1° Les parois de la muqueuse ;

2° Celles de la séreuse.

Ce dernier temps de l'intervention est singulièrement facilité.

SOINS PRÉOPÉRATOIRES

Ils n'ont rien d'absolument particulier : ce sont ceux auxquels on a recours dans toutes les interventions sur les portions sous-diaphragmatiques du tube digestif. Lavages antiseptiques fréquents et répétés de l'estomac et de l'intestin; à l'eau tiède (Billroth) ; avec solution salicylée (Rydygier et Pearce Gould) ; mais on risque d'avoir des accidents d'intoxication salicylique ; à l'eau boriquée (Jaboulay) ; avec solution alcaline, bicarbonate de soude (Novaro).

La plupart des auteurs procèdent à ces lavages plusieurs jours à l'avance, et les continuent jusqu'au moment de l'intervention. Ils donnent un lavement laudanisé.

Mais ces manœuvres sont dangereuses chez les malades trop affaiblis, comme c'est le plus fréquemment le cas ; elles peuvent déterminer des hémorragies graves. Aussi, doit-on se contenter, semble-t-il, d'un sérieux lavage préopératoire. Si l'adynamie du patient le commande, on peut également lui administrer des excitants, le matin même de l'intervention (lavements ou injections hypodermiques).

La technique préopératoire de la laparotomie ne présente rien qui ne soit connu.

ACCIDENTS OPÉRATOIRES
Immédiats et éloignés.

ACCIDENTS IMMÉDIATS. — La pyloroplastie, malgré son extrême simplicité, présente, en raison de son manuel opératoire et de la région qu'elle intéresse, des difficultés sérieuses, qui peuvent être, elles-mêmes, le point de départ d'accidents nombreux.

Comme dans toute laparotomie, on est exposé, chez des sujets affaiblis par une inanition prolongée, à voir le malade succomber dès l'ouverture de l'abdomen, par syncope réflexe consécutive au traumatisme péritonéal. Jamais, il est vrai, pareil accident ne s'est produit, au cours d'une opération de Heinecke et Mikülicz.

La section des adhérences est un second écueil, les brides péritonéales anciennes, résistantes, épaissies, sont toujours fort vascularisées; des hémorragies peuvent se produire, qu'il n'est pas commode d'arrêter; — comment, en effet, placer sûrement, dans un champ opératoire aussi restreint, des fils à ligature ou des pinces avant la section? — et, celle-ci pratiquée, comment assurer parfaitement l'hémostase? Il est difficile de retrouver ces moignons péritonéaux qui se rétractent souvent une fois coupés; — et l'on s'expose d'ailleurs, à pincer ou à lier des coins de paroi stomacale ou intestinale, dont le tissu trop ramolli ou trop friable peut se rompre immédiatement ou se nécroser plus tard.

Enfin la mobilisation du pylore, quand elle nécessite des manœuvres trop énergiques, peut amener des ruptures pariétales de cet organe, de l'estomac ou du duodénum au niveau d'un ulcus en activité (Doyen); et l'hémorragie n'en devient que plus redoutable, sans préjudice d'ailleurs de l'irruption dans le péritoine des liquides septiques du tube digestif.

Ce dernier accident est à craindre, surtout lors de la gastrotomie, il faut redouter également le reflux de la bile, que Ramakers a vu se produire une fois.

D'autre part, à l'incision des parois stomacales et pyloriques, il n'est pas rare d'avoir des hémorragies aussi abondantes et aussi graves qu'à la section des adhérences ; on opère en effet, au voisinage du tronc cœliaque, dont les branches anastomosées entre elles forment un riche réseau artériel, et non loin de la veine-porte qui reçoit, en arrière et au-dessus du pylore la veine coronaire stomachique et la gastro-épiploïque gauche résumant la circulation veineuse de la face antérieure de l'estomac. Ces nombreux vaisseaux sont dans la majorité des cas ectasiés et gonflés de sang : or la ligature et la forcipressure sont extrêmement difficiles, pour les raisons que nous avons indiquées plus haut. Il est donc quelquefois long et pénible d'assurer l'hémostase.

Quand enfin l'on arrive aux sutures, il se peut que les tissus ramollis, indurés ou friables se déchirent sous les fils. L'accolement des lèvres de la plaie devient alors une source nouvelle de difficultés.

Si l'intervention se prolonge trop longtemps, du fait de ces complications opératoires, le patient peut succomber, entre les mains du chirurgien, au choc, à l'hémorragie, et, dans certains cas, à l'intoxication par l'agent anesthésique employé.

Ajoutons, que l'on n'a pas eu, jusqu'ici, le malheur d'enregistrer un tel accident.

Accidents éloignés. — Cependant, tout est heureusement terminé ; le malade est reporté dans son lit, mais de nouvelles complications l'attendent, aussi graves, que celles dont nous avons déjà fait le tableau.

Et d'abord, le choc post-opératoire est parfois mortel :

les laparotomisés succombent en quelques heures dans le collapsus.

D'autres, affaiblis par l'inanition, se laissent mourir peu à peu sans que l'on puisse même après autopsie, incriminer autre chose que leur adynamie même, trop profonde au moment de l'intervention pour être curables par elle.

Il n'est pas rare, d'un autre côté, de voir la laparotomie réveiller, en moins de vingt-quatre heures, les affections anciennes, et leur donner, d'emblée, leurs formes les plus graves; citons le paludisme (Ramakers), la tuberculose (Heinecke) et suivant Doyen, certaines encéphalopathies. Enfin des syncopes mortelles peuvent survenir chez les arthritiques dont le cœur est atteint (myocardite Kernig, 1 cas).

Les complications locales ne sont pas moins à craindre; nous les connaissons toutes: C'est d'abord l'éventration, qui peut se produire, d'après Rydygier, dans les cas où l'on a recours à l'incision oblique.

Vient ensuite l'hémorragie interne secondaire dont nous avons précédemment étudié les causes: section d'adhérences trop anciennes, difficultés et dangers, de la forcipressure et de la ligature.

Mais ce qui menace avant tout le malade, c'est la péritonite. Elle peut résulter de l'insufisance des précautions opératoires, on l'a déjà vu. Elle est due quelquefois, à l'état des parties amenées au contact (ramollissement ou induration). Les tissus se déchirent sous l'influence des mouvements vermiformes de l'intestin, des contractions musculaires de la paroi stomacale (vomissements) ou des changements deposition du malade dans son lit.

Dans les cas de rétrécissement ulcéreux, encore accompagnés d'hyperchlorhydrie, c'est le suc gastrique qui attaque la plaie et compromet la solidité des sutures. Sous l'influence d'une médication intempestive par le bicarbonate de soude, l'acide carbonique dégagé dans l'estomac, distend les viscères intéressés et fait bâiller les lèvres de l'incision. Le bénéfice de l'intervention est alors perdu, une péritonite se déclare et le malade est condamné.

MOYEN D'ÉVITER LES ACCIDENTS

Il est possible, toutefois, de parer dans une certaine mesure à ces éventualités.

Un malade encore vigoureux échappera très certainement au réflexe syncopal du début, aux chocs opératoire et post-opératoire et ne courra pas le rique de succomber à l'inanition prolongée. Il faut donc intervenir de bonne heure ; mais le chirurgien est rarement seul juge en l'espèce : les malades subissent, dans le plus grand nombre des cas, durant une longue période, un traitement exclusivement interne ; et le médecin ne se décide que fort tard, quand le patient ne l'exige pas lui-même, à demander la laparotomie.

L'abdomen doit être ouvert dans la ligne blanche et non suivant le rebord costal pour éviter l'éventration ultérieure.

On n'aura point de ruptures pariétales de l'estomac et du pylore, si l'on mobilise ces organes, lentement, patiemment, sans secousses, par tractions modérées et graduelles.

On évitera les hémorragies immédiates ou secondaires, si l'on ne s'attache pas à couper systématiquement toutes les adhérences; si l'on s'en tient à la section de celles qui doivent absolument disparaître pour que l'opération devienne possible; et, si l'on procède à cette section toujours entre deux ligatures, autant que faire se pourra; rejeter l'emploi des pinces.

En somme, chercher à libérer le pylore surtout avec les doigts, et ne jamais couper une bride sans être certain qu'elle ne donnera pas, dût-on opérer mal à son aise.

Avant d'inciser les viscères, placer, en guise de ligatures, deux larges bandes en caoutchouc, bien aseptiques sur l'estomac et le duodénum, c'est une sorte d'Esmarch d'un excellent effet. Isoler soigneusement le champ opératoire de la cavité péritonéale au moyen de compresses chaudes imbibées d'une solution boriquée. On est assuré par cette double précaution, contre les liquides gastriques et biliaires, en même temps qu'on pare à l'hémorragie opératoire.

Pour la diminuer encore, inciser au thermo, comme le veut Doyen, ou, plus commodément, au bistouri, mais avec lenteur, à petits coups, liant au fur et à mesure les vaisseaux qui saignent.

Quant, aux sutures, pour être à même de les placer en tissu sain, il ne faut pas craindre, ainsi que nous l'avons vu, les grandes incisions. Rejeter l'usage de la soie, qui déchire, et employer le catgut. Utiliser la bobine de Robson qui permet de suturer plus aisément, et rabattre sur la plaie, comme nous l'avons indiqué déjà, les lambeaux épiploïques et péritonéaux.

On n'aura pas d'accident mortel, durant une opération prolongée, même chez un malade affaibli et anémié, si l'on a recours, comme anesthésique, non pas au chloroforme, mais à l'éther. L'emploi de l'éther met à l'abri, d'ailleurs, des vomissements, toujours dangereux après l'intervention, et par là, diminue d'autant les chances de péritonite.

Un pansement légèrement compressif maintiendra les viscères en place : on imposera au malade l'immobilité absolue pendant quelques jours : l'opium, le chloral et la morphine empêcheront, de leur côté, dans une certaine mesure, les mouvements physiologiques de l'intestin.

Enfin, dans les cas d'hyperchlorhydrie, l'on se gardera de faire prendre au malade du bicarbonate de soude, et l'on préférera la magnésie qui ne donne lieu à aucun dégagement gazeux. En ce cas, surtout la bobine de Robson sera d'un concours efficace, puisqu'elle préserve la ligne des sutures durant quarante-huit heures au moins, au dire de l'auteur.

Régime post-opératoire. — Nous n'insisterons guère sur ce régime que l'on trouve minutieusement étudié dans les traités de chirurgie spéciale. Les premiers aliments pris par la bouche doivent être, naturellement, des liquides : lait, bouillon, boissons alcooliques ou excitantes. M. Jaboulay donne, en outre, pendant les trois premiers jours des lavements fortement peptonisés. Au bout d'une semaine on peut permettre les potages, les soupes très légères, et, quinze jours après l'intervention seulement, les aliments solides, œufs et viande. Au bout de trois à quatre semaines le malade peut commencer à ne plus surveiller d'aussi près son régime.

RECHERCHES EXPÉRIMENTALES

Nous aurions voulu faire de nombreuses recherches *in anima vili;* des circonstances indépendantes de notre volonté ne nous ont point permis de mener à bien à ce projet ; — nous ne pouvons donc présenter ici que la relation de notre première et unique pyloroplastie, sur l'animal qui se prête le mieux à ce genre d'études, c'est-à-dire sur le chien. Malgré notre inexpérience nous avons obtenu des résultats encourageants.

Jeune chien, six mois, en parfaite santé. Dès les premiers jours d'août 1894, nous nous disposons à produire chez cet animal une sténose cicatricielle et d'expérimenter ensuite les effets curatifs de la pyloroplastie. Le 3 août, après toilette prolongée, nous rasons la face antérieure du thorax et de l'abdomen ; lavages au savon, au sublimé, à l'alcool, à l'éther.

Anesthésie au chloroforme.

Une incision de 6 centimètres environ est faite dans la ligne blanche : elle s'étend de l'appendice xyphoïde à l'ombilic ; les lèvres de la plaie écartée, nous tombons presque aussitôt sur le pylore. Deux méthodes s'offraient à nous pour provoquer en ce point un processus cicatriciel sténosant. Il nous était possible, en effet, de pratiquer une gastrotomie et d'attaquer la muqueuse pylorique soit à l'aide d'une curette, soit à l'aide d'un liquide corrosif ou caustique. Mais, peu désireux d'intéresser dans cette intervention préparatoire les parois de l'estomac, nous eûmes recours à la méthode suivante :

Un tube en caoutchouc flexible est introduit dans les voies digestives supérieures de l'animal en expérience ; l'une de ses extrémités est libre au dehors, l'autre flotte dans la poche stomacale. Un aide pousse doucement le tube, tandis que nous le saisis-

— 29 —

sons avec les doigts, à travers les tuniques de l'estomac ; il nous est facile de l'amener ainsi à une distance d'1/2 centimètre environ de l'anneau pylorique dont on sent, fort nettement, le bourrelet musculaire. Cela étant, le duodénum est pincé au voisinage immédiat du pylore et maintenu en occlusion par une ligature. En ce moment, l'aide verse dans le tube 40 grammes environ d'une solution chlorhydrique à 1/50. En raison du dispositif expérimental, ce liquide arrive directement au pylore, et n'attaque la muqueuse qu'à ce niveau seulement.

Nous laissons environ quatre minutes les choses en cet état ; nous pratiquons ensuite un lavage de l'estomac à l'eau bouillie. Le tube est retiré, la ligature duodénale enlevée, et la cavité abdominale refermée par deux plans de sutures : un plan péritonéal au catgut, un plan musculaire et cutané au fil d'argent.

Pansement antiseptique.

Au réveil, l'animal pousse des cris plaintifs, il fait des efforts pour se débarrasser du pansement, il donne les signes les plus manifestes d'une douleur localisée aux points intéressés. Régime lacté. Le dixième jour, on a une réunion *per primam*. Léger état fébrile permanent durant la première semaine. Pendant ce temps, l'animal demeure triste et garde l'immobilité ; il ne lèche qu'à grand'peine une jatte de lait d'environ 1/2 litre tous les jours. Vomissements fréquents. Amaigrissement rapide. Constipation opiniâtre ; les mictions sont espacées et peu abondantes. Le poil devient rude et terne ; l'animal exhale une odeur nauséabonde.

L'examen de la région pylorique est douloureux et difficile, en raison de l'induration cicatricielle de la ligne blanche. On ne perçoit pas de tuméfaction profonde.

Le 5 septembre, nous nous décidons à une nouvelle intervention ; point d'anesthésie, crainte d'accidents. Point de lavages, point de purgation, point de diète préalable.

Incision de même longueur qu'à la première laparotomie, dans la ligne blanche. Le pylore nous apparaît tout d'abord, assez peu volumineux, mais blanchâtre et induré.

Dilatation notable de l'estomac. Point de péritonite partielle de voisinage, adhérences lâches, dont les viscères sont aisément libérés avec le doigt; pas d'hémorragie. Nous attirons au dehors la tumeur avec les portions saines contiguës de l'estomac et du duodénum, que nous isolons, par des compresses aseptiques, de la cavité péritonéale. Le champ opératoire est délimité par deux ligatures.

Gastrotomie au bistouri boutonné. L'index introduit dans la poche stomacale ne peut passer à travers ce conduit pylorique sténosé. L'incision primitive est prolongée jusqu'aux portions saines du duodénum. Elle acquiert, de la sorte, une longueur de 6 centimètres.

Elle est orientée suivant la méthode d'Heineck et Mikülicz et suturée à la Lembert.

La plaie abdominale est refermée.

Un élargissement considérable est ainsi obtenu; mais deux culs-de-sac existent, l'un à la partie supérieure, l'autre à la partie inférieure de l'incision pylorique, qui nous font craindre un obstacle ultérieur au passage des aliments, de par leur stagnation possible dans ces culs-de-sac.

Durée de l'opération, trois quarts d'heure.

Le choc est d'abord tel, que nous nous reprochons un moment de n'avoir point fait d'anesthésie. Injections de caféine et d'éther. Mais le coma ne s'établit point.

Régime exclusivement lacté.

Pas de fièvre. Pas de vomissements.

Dès le huitième jour, on donne à l'animal des jaunes d'œufs et du pain soigneusement émietté, sous forme de pâtée au lait.

Le quatorzième jour on enlève le pansement; réunion *per primam*.

Au bout de trois semaines, on donne de la viande hachée, puis non hachée, mais sans os. Ce régime est continué quelque temps; la santé revient, l'animal a bon appétit, engraisse, son poil est luisant. On lui interdit soigneusement les os dont les arêtes et les angles tranchants pourraient compromettre les résultats obtenus.

Nous le quittons au mois d'octobre; il est alors en parfait état. Vers la fin novembre nous apprenons qu'il peut sans inconvénient ronger et même avaler des os. Aucun accident n'est encore survenu de ce fait.

L'animal vit et se porte bien jusqu'en juin 1895. A cette époque, il est mordu par une vipère noire et meurt en quarante-huit heures ; l'autopsie ne peut être faite.

Ainsi, nous avons laparotomisé deux fois en trente jours l'animal en expérience ; nous avons pratiqué la pyloroplastie dans des conditions défectueuses, en somme, puisque nous opérions presque seul, loin d'un laboratoire outillé, livré à nos seules ressources et sans grande habitude de la chirurgie abdominale. Et nous avons réussi.

L'étude des résultats immédiats et éloignés démontrera que notre succès n'est peut-être pas l'effet d'un heureux hasard.

CHAPITRE IV

Résultats opératoires.

RÉSULTATS IMMÉDIATS : MORTALITÉ, SES CAUSES ; GUÉRISON OPÉRA-
TOIRE. — RÉSULTATS ÉLOIGNÉS : RETOUR DES ACCIDENTS ;
MORTALITÉ, GUÉRISONS. — STATISTIQUES GÉNÉRALES.

RÉSULTATS IMMÉDIATS

Mortalité ; ses causes. Guérisons opératoires.

MORTALITÉ. — SES CAUSES. — Nous avons étudié les
accidents parfois mortels qui peuvent emporter le malade
quelques heures ou quelques jours après l'opération de
Heinecke et Mikülicz. Ce sont l'hémorragie interne, la
péritonite septique, le choc, le réveil foudroyant d'une
affection ancienne. Ces graves complications ont fait des
victimes ; mais, si durant les premières années les chirurgiens éprouvèrent, de ce chef, des revers inattendus,
il faut reconnaitre qu'à l'heure actuelle, la mortalité opératoire s'est abaissée jusqu'à zéro.

Sur les 15 morts immédiates que nous relevons dans
notre statistique, 9 se sont produites antérieurement à

1893, à une époque où la pyloroplastie était moi s connue et moins pratiquée qu'à présent. En voici d'ailleurs le tableau.

DATE	OPÉRATEUR	SURVIE	CAUSE DU DÉCÈS	SOURCE
1887	Mikulicz.	50 heures,	Choc.	Archiv f. klin. Chir., Bd. XXVII.
1888	Novaro.	5 jours,	Hem, interne.	Contrib. alla Chir. dello stomaco.
1889	Laukensteis,	4 jours.	Péritonite.	Deutsche med. Woch., 1830.
1890	Köhler.	18 heures.	Choc.	Deutsche med. Woch., 1890.
1890	Postempski.	48 heures.	Inconnue.	Bull. di r. Acad. di Roma, 1890.
1892	Rigoner.	24 heures.	Choc.	Deutsche med. Woch., 1893.
1892	Doyen.	24 heures.	Aff. ancienne accidents cérébraux.	Archives provinc. de chir., 1892.
1892	Doyen,	6 jours.	Adynamie prolong.	Archives provinc. de chir., 1892.
1892	Ramakers.	48 heures.	Aff. ancienne impaludisme.	Bull. médical de l'Algérie, 1894
1892	Cable,	48 heures.	Inconnu.	Comm. orale à Doyen.
1892	Bull.	5 jours.	Adynamie prolong.	New-York med. Journal, 1895.
1893	Kernig.	24 heures.	Aff. ancienne myocardite.	S.-Petersburger med. Woch., 1893.

Suivant une statistique de Doyen, Billroth aurait fait trois pyloroplasties, et aurait eu trois décès immédiats.

En somme, 3 décès doivent être rapportés au choc, 1 à l'hémorragie interne, 1 à la péritonite, 3 au réveil d'affections anciennes, 2 à l'adynamie prolongée, 5 à des causes inconnues.

Le dernier accident opératoire mortel remonte à 1893. Nous n'en relevons aucun dans les observations postérieures à cette date ; les chirurgiens interviennent plus tôt, connaissant mieux les indications, le manuel, les dangers aussi du Heinecke-Mikulicz et la guérison est maintenant devenue la règle.

Guérisons opératoires. — Il est légitime, *a priori*, d'attendre la réunion par première intention de la plaie stomaco-pylorique, dont les lèvres sont constituées par des tissus indemnes de toute lésion. Les autopsies pratiquées jusqu'à ce jour démontrent le bien fondé de cette espérance. Jamais on n'a vu de formations cicatricielles exubérantes se produire au niveau de l'incision ; le pylore élargi par une intervention bien conduite reste donc perméable.

Dans la grande majorité des cas, les vomissements disparaissent dès le premier jour. S'ils persistent, ils sont le fait de l'intoxication anesthésique. Quoi qu'il en soit, on observe dès la troisième journée au plus tard, un mieux manifeste ; les phénomènes morbides rétrocèdent, et une semaine ne s'est pas écoulée que le malade recouvre son appétit ; il digère sans difficulté les ingesta. La constipation disparaît, les selles et la miction deviennent plus fréquentes, plus abondantes, plus régulières.

En même temps, l'estomac tend à revenir à ses dimensions normales et, dès le premier septénaire, on peut suivre sa marche ascendante de l'ombilic vers le rebord costal.

Si des troubles secrétoires existaient avant l'opération, leur disparition est certaine, et l'on a pu voir en quelques cas, le bistouri triompher, de la sorte, d'une maladie de Reichmann.

Enfin, dès que le malade est à même d'ingérer des substances solides, il augmente rapidement de poids.

En moins de quelques semaines il recouvre donc la vie et la santé, il reprend ses forces, et, son état moral s'améliorant avec son état physique, il ne tarde pas à redevenir lui-même. La plupart des opérés ont repris leurs occupations habituelles deux mois au plus après la laparotomie Que l'on parcoure, pour s'en convaincre, les nombreuses observations de Heinecke, Novaro, Colzi, Pearce Gould, Senne, Czerny, Morrisson, Miller, Robson, etc., etc.

Les résultats immédiats sont donc aussi satisfaisants que possible, et l'on est heureux de constater que de jour en jour ils deviennent meilleurs.

Résultats éloignés

Retour des accidents. — Mortalité. — Guérisons définitives.

Retour des accidents.— Le retour des accidents, après pyloroplastie, est chose assez rare pour contistuer une véritable curiosité. Nous en relevons six cas :

1° Novaro, en 1889, observe une récidive carcinomateuse, quatre mois après l'intervention *(Contributo alla chirurgia dello stomaco*, 1870);

2° Lauenstein (1891) voit un malade reprendre au bout de quinze jours ses douleurs et ses vomissements *(Deutsche med. Wochens.*, 1891) ;

3° Lœbker, à la même époque, enregistre un fait tout semblable *(Centralbl. f. Chir.*, 1891);

4° Doyen est obligé de recourir en 1892 à la gastro-entérostomie, après un Heinecke-Mikůlicz *(Archives provinciales de Chirurgie*, 1892);

5° Rohmer se voit, contraint, dans les mêmes circonstances, de suivre cet exemple (1892) (thèse de Wilhem, Nancy, 1893).

6° M. le professeur Poncet, enfin, note des phénomènes très curieux de récidive temporaire, chez son opérée de mars 1894.

Comment expliquer ces faits ? Dans le premier cas, il s'agissait d'une sténose cicatricielle consécutive à un ulcère chez un homme de trente-cinq ans ; et l'on sait avec quelle facilité se greffe le cancer sur un vieil ulcus.

Dans le second cas, il y avait, en même temps qu'une sténose pylorique, une énorme ulcération de la muqueuse, au niveau de la petite courbure, restée inaperçue à la gastrotomie.

Quant à l'insuccès de Rohmer, il faut peut-être incriminer une cause analogue ; le malade était porteur d'un rétrécissement fibreux suite d'ulcère ; sous l'influence des manœuvres destinées à mobiliser le pylore, ce tissu friable se sera déchiré, et un ulcère nouveau se sera ouvert sur l'ancien. Cette lésion probable aurait intéressé les parois antérieure et postérieure de l'anneau, puisqu'à la gastro-entérostomie on trouva le pylore induré et rétréci.

Les mêmes considérations peuvent fort bien rendre compte des récidives de Doyen et de Lœbker.

Dans le cas de M. le professeur Poncet, il s'agissait

d'une sténose spasmodique. Les accidents reparurent à l'occasion d'un voyage en chemin de fer effectué par la malade quelque temps après l'intervention. Ils ont affecté plusieurs mois un caractère intermittent, et, depuis les derniers jours de juin 1895, ils ne se sont plus reproduits. Nous croyons qu'en l'espèce, s'il y a eu spasme nouveau, ce n'est assurément pas au niveau du pylore. L'élargissement vraiment très considérable obtenu par la méthode plastique met à l'abri d'une obstruction pylorique suffisante pour déterminer la réapparition du syndrome sténose. Il faut incriminer la persistance de troubles sécrétoires en rapport avec des altérations purement dynamiques des éléments glandulaires chez une névropathe.

Il est, en somme, deux cas dans lesquels le retour des accidents n'est pas imputable à l'intervention (Novaro et Poncet). Quant aux autres récidives, elles paraissent avoir résulté : une fois d'explorations préopératoires insuffisantes, trois fois de manœuvres de mobilisation viscérale trop énergiques (Rhomer, Doyen et Lœbker) et dont nous avons indiqué déjà les sérieux inconvénients.

MORTALITÉ. — S'il n'y a pas lieu de prévoir, après une opération bien conduite, des phénomènes de récidive, on peut affirmer que, dans les mêmes conditions, il n'y a jamais à craindre de mort éloignée.

Nous n'en trouvons, en effet, que deux observations : la première est de Heinecke (1888). L'opéré présentait une sténose intéressant, sur une grande longueur, le pylore et le duodénum; il mourut deux mois après l'intervention.

Dans la seconde (Bardeleben, 1888), on voit un homme de trente-cinq ans, atteint d'un rétrécissement consécutif à l'ingestion d'acide chlorhydrique succomber au bout de cinq mois.

Or, ces deux malades sont morts tuberculeux, mais guéris, sans jamais avoir présenté depuis leur laparotomie de phénomènes gastriques. Tout au plus pourrait-on reprocher à l'intervention d'avoir hâté la marche de l'infection bacillaire.

Quoi qu'il en soit ces deux décès ne sauraient être rapportés au Heinecke-Mikulicz.

La pyloroplastie est, en effet, une opération curative : si les récidives sont très rares, si les morts éloignées le sont plus encore, la liste des guérisons complètes et durables est longue et démonstrative.

Guérisons définitives. — Il est toujours délicat de donner un tableau des guérisons définitives, après une intervention chirurgicale sur l'estomac et l'intestin. Généralement, les malades quittent l'hôpital de bonne heure et ne peuvent être suivis; ou, quand ils le sont, c'est, le plus souvent sur une dalle d'amphithéâtre.

Nous abordons volontiers, cependant, cette dernière partie de notre travail: la statistique, en effet, ne nous est point sévère, et ne vient, pas ici, nous causer de déceptions.

Treize malades ont été revus ou suivis par les chirurgiens, de dix mois à quatre années après l'opération.

Leur guérison était complète et persistante. En voici, tout au long, une liste:

CHIRURGIEN	NUMÉRO DE L'OBSERV.	DURÉE DE L'OBSERV.	RÉSULTAT CONSTATÉ
FALLERONI.	35	10 mois.	Guérison définitive.
ESMARCH.	7	12 mois.	— —
MILLER.	47	15 mois.	— —
MIKULICZ.	19	18 mois.	— —
PONCET.	58	18 mois.	Guérison définitive après récidive temporaire.
NOVARO.	39	18 mois.	Guérison définitive.
V. DER HOEVEN	10	2 ans.	— —
BARDELEBEN.	2	2 ans.	— —
KÖHLER.	12	2 ans.	— —
NOVARO.	37	2 ans.	— —
DURANTE.	34	2 ans.	— —
HEINECKE.	8	4 ans.	— —
CZERNY.	5	4 ans.	— —

De tels chiffres ont leur éloquence, et nous ne croyons pas utile d'insister autrement. On ne trouve, en effet, dans aucune des statistiques touchant les interventions chirur-

gicales contre les rétrécissements bénins du pylore, une
série aussi concluante de guérisons éloignées.

STATISTIQUE GÉNÉRALE

Nous avons pu réunir 90 cas de pyloroplastie visant
50 hommes d'un âge moyen de 30 ans, et 40 femmes
d'un âge moyen de 26 ans, et nous relevons :

 15 morts immédiates dont une seule imputable à l'opération (péritonite) ;

 2 morts éloignées qu'on ne peut rapporter à la pyloroplastie ;

 5 récidives ;

 1 récidive temporaire ;

 68 guérisons, qui se répartissent en 55 cas non suivis
et 13 cas suivis ou observés pendant une année au moins.

Ces guérisons se sont produites :

56 fois dans le cas de sténose cicatricielle ;

 4 — — spasmodique ;

 2 — — traumatique ;

 6 — — fibreuse.

En somme, l'opération de Heinecke et Mikülicz a donné,
jusqu'à ce jour, 77 pour 100 de succès.

CHAPITRE V

Observations.

Il nous est impossible de donner une observation, même résumée, de tous les cas de pyloroplastie venus à notre connaissance. Il en est que nous avons découverts trop tard et d'autres qui n'ont pu nous être communiqués, quoi que nous ayons fait.

Nous présentons cependant 60 observations. Nous les avons, autant que possible, réduites à l'essentiel, afin d'en faciliter la lecture. Elles sont rangées comme il suit :

§ I.   — Obs. publiées en allemand ;

§ II. — Obs. publiées en italien ;

§ III. — Obs. publiées en anglais ;

§ IV. — Observations françaises.

Dans chaque paragraphe, nous suivons la liste des chirurgiens par ordre alphabétique.

— 42 —

§ I. — **Observations allemandes**.

BARDELEBEN

Obs. I. — Homme de trente-cinq ans. Sténose cicatricielle du pylore, consécutive à l'absorption d'acide chlorhydrique. Pyloroplastie le 25 juin 1888, soit sept semaines après l'accident. Guérison. Cinq mois après le malade meurt tuberculeux ; à l'autopsie, on voit que le calibre du pylore est normal et que la réunion a eu lieu par première intention.

(In *Deutsche med. Wochensch.*, 1890.)

Obs. II. — Jeune fille de seize ans. Sténose par hypertrophie, ayant amené un amaigrissement considérable. Le 4 février 1890, pyloroplastie. Guérison persistant deux ans après.   (*Ibid.*)

Obs. III. — Lithographe de vingt-trois ans, sténose cicatricielle par acide chlorhydrique. Six semaines après l'accident, pyloroplastie. Guérison sans incidents.

(*Centralblatt für Chirurgie*, 1895.)

BILLROTH

Suivant Doyen, Billroth aurait eu recours trois fois au procédé de Heinecke et Mikülicz contre des rétrécissements cancéreux du pylore. Les trois opérés auraient succombé peu après l'intervention.

(Doyen, *Trait. chirurg. des affect. de l'estomac et du duodénum.* 1895.)

Boas

Dit avoir fait faire une pyloroplastie chez un malade atteint de rétrécissement cicatriciel du pylore. Guérison parfaite.

(Deutsche med. Woch., 1894. — Société de méd. int. de Berlin.)

Czerny

OBS. IV. — Femme, quarante-six ans. Sténose cicatricielle suite d'ulcère. Opérée le 21 octobre 1892. Guérison persistant au bout de six mois. *(In th. Dreydorff, Heidelberg, 1893.)*

OBS. V. — Femme, trente-neuf ans. Périgastrique et sténose fibreuse. Opérée le 17 janvier 1889. Guérie depuis quatre ans. A augmenté de 13 kilogrammes. *(Ibid.)*

OBS. VI. — Homme, quarante-trois ans. Sténose cicatricielle suite d'ulcère. Pyloroplastie le 7 février 1893. Sort vingt et un jours après avec 2 kilogrammes d'augmentation de poids. De temps à autre, toutefois, quelques vomissements. *(Ibid.)*

Esmarch

OBS. VII. — Jeune homme, vingt-ans. Sténose cicatricielle suite d'ulcère. Le 1er avril 1893 pyloroplastie; guérison opératoire en huit jours, se maintenant un an après l'intervention.

(In Franke, th. de Kiel, 1894.)

Heinecke

C'est ce chirurgien qui, le premier, a pratiqué la pyloroplastie. Nous reproduisons, avec quelques détails, l'observation de ce cas inaugural :

Obs. VIII. — Marguerite M..., âgée de trente-deux ans, avait présenté en 1880 les symptômes d'un ulcère de l'estomac auxquels avaient fait suite les signes typiques d'une sténose du pylore : dilatation stomacale, vomissements, hématémèses, points xyphoïdien et dorsal.

Point d'amélioration durable, malgré plusieurs séjours dans divers services de médecine. En janvier 1886, elle entre à la clinique d'Heinecke et, le 6 mars, ce chirurgien se décide à une intervention.

Lavages répétés de l'estomac à l'eau boriquée. Incision dans la ligne blanche, de l'appendice xyphoïde à l'ombilic. On trouve l'estomac dilaté, le pylore adhérent au pancréas. A l'examen digital, on reconnaît l'existence d'une tumeur assez dure entre la paroi stomacale et la substance pancréatique. Le pylore est dégagé du grand et du petit épiploon, ainsi que de ses adhérences, par section des brides entre deux ligatures. On peut voir alors qu'au voisinage du pylore la paroi postérieure de l'estomac est le siège d'une induration manifeste, de même, d'ailleurs, que le parenchyme pancréatique.

Incision cruciale dans la paroi antérieure du pylore : l'orifice pylorique apparaît si étroit qu'il ne semble point perméable à une grosse aiguille à tricoter.

L'incision précédente est prolongée du côté de l'estomac et du duodénum. On trouve alors, au voisinage de l'anneau musculaire orificiel, sur la petite courbure et la paroi postérieure de l'estomac, les traces d'un gros ulcère intéressant le pancréas et qui paraît cicatrisé.

Après avoir fait disparaître au ciseau les angles existant au point de rencontre des deux incisions, l'incision longitudinale est tirée en travers et suturée en cette position, c'est-à-dire suivant la verticale.

Suture de la paroi abdominale.

Durée de l'opération : trois heures.

Pendant les premières heures après l'intervention, état sub-comateux, vomissements ; P. = 100.

Après ingestion d'une solution de chlorure de sodium, tout s'améliore.

Au sixième jour la plaie abdominale est réunie en partie ; les vomissements persistent, il est vrai, jusqu'à la fin de la première semaine, mais il faut les rapporter à la dilatation de la poche gastrique. Deux mois après l'opération, la malade a gagné 22 livres. Les digestions sont normales. La dilatation rétrocède ; l'état général est excellent. La guérison se maintient encore en 1890.

(*In* Frohnmüller, th. de Fürth, 1886
et *Deutsche med. Woch.*, 1890. Köhler.)

Obs. IX. — Homme, trente-cinq ans. Sténoses pylorique et duodénale étendues, suite d'ulcus. Pyloroplastie le 3 juin 1888. Guérison opératoire. Deux mois après, le malade meurt tubercu-leux. A l'autopsie, le pylore est parfaitement perméable.

(*Deutsche med. Woch.*, 1890.)

Van der Hœven

Obs. X. — Homme, vingt-neuf ans. Sténose cicatricielle con-sécutive à l'ingestion d'acide chlorhydrique en juin 1888. Le 1er août, laparotomie ; incision de 5 centimètres dans la ligne blan-che et parallèle sur une longueur de 9 centimètres au rebord cos-tal. Pyloroplastie. Guérison complète le 4 septembre. Le malade a repris son métier de maçon depuis deux ans.

(*Archiv für klin. Chirurg.*, vol. XXXVIII.)

Köhler

Obs. XI. — Femme de trente et un ans. Sténose cicatricielle par ingestion d'acide sulfurique. Pyloroplastie quinze jours après l'accident. La malade meurt au bout de dix-huit heures, dans le

coma et l'autopsie reste négative : on ne trouve aucune lésion
capable d'expliquer le décès, c'est le choc qu'il faut incriminer.

Obs. XII. — Jeune fille, dix-neuf ans. Sténose cicatricielle
suite d'ulcus. Pyloroplastie en 1890. Guérison se maintenant en
1892.   (In *Centrabl. für Chir.*, 1892.)

Obs. XIII. — Officier de pompiers. Hématémèses depuis 1881.
Dilatation d'estomac et sténose cicatricielle consécutive à un ulcère.
Le 22 octobre 1894, pyloroplastie, malgré d'épaisses adhérences.
Guérison.   (In *Centralbl. für Chir.*, 1895.)

Obs. XIV. — Pyloroplastie dans un cas de carcinome. Ouvrière
de soixante-quatre ans. Sténose pylorique cancéreuse. On veut
faire une pylorectomie, mais pressé par le temps, le chirurgien se
contente d'une pyloroplastie, afin de relever temporairement l'état
de la malade, en vue d'une résection ultérieure. Guérison opéra-
ratoire parfaite. Au bout de six semaines, la malade se sent bien
et n'est pas encore décidée à l'opération radicale.

                                           (Ibid.)

KLEMPERER

Obs. XV. — Femme de quarante ans. Sténose cicatricielle après
absorption d'une lessive de potasse. Guérison difficile et lente,
mais parfaite dès la quatrième semaine.
                          (In *Berlin. klin. Woch.*, 1891.)

LAUENSTEIN

Obs. XVI. — Femme, quarante-deux ans. Fibrome étendu de la
paroi pylorique avec petit estomac. Le 28 mars 1889, pyloroplastie.
Mort par péritonite quatre jours et demi après l'intervention.
                   (In *Deutsche med. Woch.*, 1890, Köhler.)

Obs. XVII. — Homme de cinquante-sept ans. Sténose cicatricielle consécutive à l'ingestion d'acide chlorhydrique, pyloroplastie ; guérison opératoire, mais récidive très rapide ; les douleurs, les vomissements reparaissent dès le quinzième jour. Le malade se tue d'un coup de revolver au cœur. A l'autopsie : énorme ulcère au niveau de la petite courbure de l'estomac et passé inaperçu lors de l'intervention.   (*Deutche med. Wochens.*, 1891.)

LOEBKER

Dit avoir fait trois pyloroplasties dans le cas de rétrécissement cicatriciel. Il enregistre deux succès et une récidive, dont la cause est restée inconnue, mais qui a nécessité une gastro-entérostomie.

(*Centralbl. f. Chir.*, 1892. — *Congrès allemand de chirurgie.*)

MIKÜLICZ

Ce chirurgien a pratiqué, pour la seconde fois, la pyloroplastie sans connaître les travaux de son précurseur, Heinecke. Nous développerons, comme nous l'avons déjà fait pour le premier cas de pyloroplastie, l'observation de Mikülicz.

OBS. XVIII. — Anna Shermann, âgée de vingt ans, mariée, dit avoir avalé dans sa jeunesse une grande quantité de vinaigre. Consécutivement, troubles gastriques persistants : Douleurs, éructations, vomissements, hématémèses. En janvier 1887, elle entre dans un service de médecine. La limite inférieure de son estomac est alors à l'ombilic. Elle est traitée quatre semaines (styptiques, diète lactée, alimentation par voie rectale). Point d'amélioration.

13 février. — Dans un état d'adynamie considérable, elle est évacuée sur la clinique chirurgicale. Le diagnostic d'ulcère rond

et de sténose probable du pylore s'imposant, une intervention est décidée.

Incision de 10 centimètres parallèle aux arcs costaux et 5 centimètres au-dessous d'eux, commençant à la ligne médiane. Rien d'anormal sur la paroi antérieure de l'estomac que l'on trouve fortement dilaté. Les viscères amenés au dehors, le pylore est intéressé par une incision longitudinale de 5 centimètres. L'estomac est vidé, par cette voie, d'environ 1 litre de liquide rouge brun. La muqueuse gastrique est épaissie et vascularisée. Le pylore est considérablement rétréci; il a à peine le calibre d'une plume d'oie. Sur sa paroi postérieure existe un ulcère rond de 8 à 10 millimètres de diamètre; il est recouvert de sang coagulé, et s'enfonce de 2 centimètres dans la substance du pancréas. Ses bords sont indurés. Cautérisation au thermo du fond de l'ulcus. Suture de l'incicion pylorique dans un sens perpendiculaire à la direction primitive. Suture de la paroi abdominale.

La malade tombe dans le coma et meurt cinquante heures après l'opération.

A l'autopsie, péritonite partielle, ne suffisant pas à expliquer la mort que l'on doit attribuer au choc.

(In Archiv. für klin. Chir., Bd. XXXVII.)

Obs. XIX. — Femme de vingt-trois ans. Sténose pylorique, cicatricielle consécutive à l'ingestion d'acide sulfurique; plusieurs années après cet accident, pyloroplastie; guérison complète et persistant après un an et demi.

(In Deutsche med. Wochens., 1889. Ortmann.)

Au vingt-cinquième Congrès allemand de chirurgie (1895), Mikulicz dit avoir fait, avec succès, deux nouvelles pyloroplasties. Mais il n'en donne pas l'observation.

(Centralbl. f. Chir., 1895.)

RIEGNER

Ons. XX. — Fille de vingt ans. Sténose cicatricielle après absorption accidentelle d'acide chlorhydrique. Le 18 novembre 1892, pyloroplastie. Mort vingt-quatre heures après l'intervention sans cause connue; l'autopsie n'explique rien. Le décès est rapporté au choc.   (In *Deutsche med. Wochens.*, 1873.)

SLAJMER

Ons. XXI. — Homme de trente-quatre ans, sténose cicatricielle du pylore, suite d'ulcus; adhérences épaisses avec la vésicule biliaire; pyloroplastie; guérison.
(In *Centralbl. für Chir.*, août 1895.)

ZALOZIECKI

Ons. XXII. — Homme trente-cinq ans. Sténose cicatricielle par HCl. Pyloroplastie en janvier 1893. Guérison.
(In *Wiener med. Blatt*, 1893.)

Observations russes (publiées en allemand).

KERNIG

Ons. XXIII. — Femme, trente-cinq ans. Sténose pyloriqueet dilatation d'estomac suites d'ulcère. Pyloroplastie en mai 1892 Mort vingt-quatre heures après dans un collapsus rapporté à une myocardite aiguë. A l'autopsie, la plaie opératoire est parfaitement fermée. Les parois du duodénum sont minces et friables.
(*Sankt-Petersb. med. Woch.*, 1892.)

SELENKOW

OBS. XXIV. — Enfant âgé de sept ans, ayant avalé une solution de chlorure de zinc à 50 pour 100, le 17 mai 1892. Un mois après, pyloroplastie. Collapsus. Mais au bout de neuf jours le malade ingère de la viande. Le onzième jour il sort de l'hôpital. En septembre, il a gagné 60 livres.

(Ibid., 1893.)

OBS. XXV. — Femme de trente-deux ans, couturière. Sténose cicatricielle avec ulcère. Le 22 août 1892, pyloroplastie avec excision de l'ulcus. Guérison lente. Cependant en novembre elle a gagné 11 livres. Elle peut reprendre son travail.

(Ibid.)

OBS. XXVI. — Homme trente-cinq ans. Sténose par acide chlorhydrique un mois après. Pyloroplastie, le 23 octobre 1892. Guérison; le malade gagne 20 livres en trente jours. Il meurt tuberculeux en mars 1893. A l'autopsie le pylore est trouvé en parfait état. *(Ibid.)*

OBS. XXVII. — Homme trente-deux ans. Sténose hypertrophique. Loreta. Un mois après, pyloroplastie. Guérison.

(Ibid.)

STEPINSKY

OBS. XXVIII. — Homme de trente-cinq ans. Sténose traumatique, suite de tamponnement entre deux wagons ; pas de lésion apparente de la paroi abdominale. Neuf ans après, pyloroplastie. Guérison parfaite.

(In *Medycyna*, 1894, numéro 28, et *Centralbl. f. Chir.*, 1894.

WANACK

OBS. XIX. — Jeune homme dix-sept ans. Avale de l'acide

sulfurique le 15 juillet 1892. Sténose cicatricielle. Le 9 septembre 1892, pyloroplastie. Le 13 octobre il a gagné 24 livres.

(*Sankt-Petersb. med. Woch.*, 1893.)

§ II. — **Observations italiennes.**

CARLE

D'après une communication faite à Doyen, au Congrès de Rome, Carle aurait fait douze pyloroplasties : un seul décès. « Les opérés, dit ce chirurgien, tous pauvres gens, se nourrissaient de toutes sortes d'aliments. Dans cinq de ces cas il s'agissait d'individus chez lesquels aucun symptôme ne faisait supposer ni sténose ni ulcère. Les médecins avaient diagnostiqué dyspepsie nerveuse avec dilatation... » En un cas sténose spasmodique. Pyloroplastie. Excellents résultats.

(In : *Trait. chirurgical des affections de l'estomac et du duodénum*, Doyen, 1895).

CARLONI

Obs. XXX. — Homme vingt-neuf ans. Sténose cicatricielle suite d'ulcus. Pyloroplastie en mai 1892. Guérison sans incidents.

(*In* Morgagni, septembre 1892.)

COLZI

Obs. XXXI. — Homme quarante deux ans. Sténose cicatricielle consécutive à un ulcus. Dilatation d'estomac. Adynamie profonde. Le 10 février 1892 pyloroplastie. Guérison parfaite. En trois mois augmentation de poids de 20 kilogrammes.

(In *Lo Sperimentale, giornale medico*, 1892.)

Obs. XXXII. — Femme quarante-quatre ans. Sténose par inflammation gastro-pylorique plastique (?). Gastrite glandulaire. Le 21 mars 1892 pyloroplastie. Guérison. Les digestions redeviennent normales. En trois mois la malade gagne 12 kilogrammes. *(Ibid.)*

Obs. XXXIII. — Jeune homme de vingt ans. Sténose cicatricielle due à l'ingestion d'acide sulfurique le 27 février 1892. Le 29 avril de la même année, pyloroplastie. Sutures difficiles à cause de la friabilité des tuniques. Guérison. En trois mois l'opéré gagne 10 kilogrammes. *(Ibid.)*

Durante

Procédé spécial de pyloroplastie.

Obs. XXXIV. — Jeune fille, seize ans. Sténose bacillaire si étendue que l'auteur ne croit pas devoir faire un Heinecke-Mikülicz typique. Une déchirure étendue s'étant produite pendant une Loreta, il s'en sert pour dilater le pylore par un procédé spécial : Sur la paroi antérieure de l'estomac, incision en Y dont la queue regarde le duodénum, et dont les branches délimitent un lambeau triangulaire. Par glissement, ce lambeau est amené entre les deux lèvres de l'incision longitudinale formant la queue de l'Y. Cet Y se trouve de la sorte transformé en V, et un élargissement notable du canal pylorique est, de la sorte, obtenu. L'épiploon est fixé sur la ligne des sutures. Suites opératoires excellentes : la malade sort guérie au bout de trois semaines. La guérison se maintient quatre ans après. (In *Policlinico*, 1894, n° 15.)

Falleroni

Obs. XXXV. — Homme trente-cinq ans. Sténose cicatricielle, suite d'ulcus. Pyloplastie en mars 1890. Guérison se maintenant dix mois après l'intervention.

(In *Gazetta degli ospitali*, 1890.)

NOVARO

Obs. XXXVI. — Homme, trente-quatre ans. Sténose fibreuse. Loreta. Récidive. Pyloroplastie le 11 janvier 1888. Mort cinq jours après par hémorragie interne.

Obs. XXXVII. — Femme, quarante-quatre ans. Sténose fibreuse et polypes. Pyloroplastie le 30 juin 1888. La guérison est parfaite et se maintient telle après deux années.

Obs. XXXVIII. — Homme, trente-cinq ans. Sténose fibreuse, le 30 février 1889. Pyloroplastie. Guérison opératoire. Au bout de treize mois, récidive, certainement carcinomateuse.

Obs. XXXIX. — Homme, trente ans. Sténose fibreuse. Le 17 décembre 1889, pyloroplastie. Guérison parfaite, se maintenant dix-huit mois après l'intervention.

Obs. XL. — Jeune homme de vingt ans. Sténose cicatricielle, suite d'ulcus. Hyperchlorhydrie. Le 20 février 1889, pyloroplastie. Guérison en quatre mois, gagne 12 kilogrammes.

Obs. XLI. — Femme, quarante-cinq ans. Sténose cicatricielle, ulcus. Le 13 avril 1890, pyloroplastie. Guérison.
(In Contributo alla chirurgia dello Stomaco).

Suivant une communication orale faite à Doyen au Congrès de Rome, en 1894, Novaro aurait pratiqué depuis quatre pyloroplasties sans décès.
(In Trait. chirurgical des affections de l'estomac
et du duodénum, Doyen, 1895).

POSTEMPSKI

Dit avoir fait une pyloroplastie, dans un cas de rétrécissement cicatriciel du pylore, consécutif à un ulcère. Le malade meurt au bout de trois jours sans qu'on puisse s'expliquer les causes du décès. A l'autopsie, le pylore et l'estomac sont en parfait état. Les pièces sont présentées à l'Académie royale de Rome.

(In *Bull. di R. Accad. di Roma*, 1890, p. 205).

§ III. — **Observations publiées en anglais.**

BULL

OBS. XLII. — L. W...., gastrite chronique. Dilatation de l'estomac qui descend jusqu'au pubis. Adynamie. Refuse une première fois la pyloroplastie. L'accepte trois semaines après, le 18 avril 1892 et meurt en cinq jours, par adynamie prolongée.

(*New-York med. journal*, 1895.)

CARTLEDGE

OBS. XLIII. — Malade atteint de sténose cicatricielle du pylore, suite d'ulcus. Pyloroplastie (1892). Guérison.

(In *Annal Pract. et News-Louisville*, 1893.)

CURTIS

OBS. XLIV. — Nègre de trente-sept ans. Diagnostic hésitant entre sténose carcinomateuse et cicatricielle. Entre à l'hôpital des cancéreux de New-York. En mars 1894, pyloroplastie. Cicatrices étendues, sutures difficiles. Guérison.

(In *Annals of Surgery*, 1894).

LANGE

Obs. XLV. — Homme, vingt-neuf ans. Sténose cicatricielle du pylore, suite d'ulcus. En 1892, pyloroplastie. Au bout
de quatre semaines, le malade, guéri quitte l'hôpital.
(*Annal. Surg. Philadelphia*, 1893 ; *New-York, medical
journal*, 25 juin 1892).

LIMONT et PAGE

Obs. XLVI. — Ouvrier maçon. Traumatisme dans la région
de l'hypocondre droit. Troubles gastriques consécutifs pendant
onze années. Le 2 mai 1892, pyloroplastie. Excision losangique
desformations cicatricielles déterminant la sténose. Guérison. En
trois mois, le malade gagne 8 kilogrammes. Reprend son métier.
(In *The Lancet*, 8 juillet, 1892.)

MILLER

Obs. XLVII. — Femme, quarante-huit ans. Sténose spasmodique. Le 31 août 1893, pyloroplastie. Guérison se maintenant
parfaite quinze mois après l'opération. (In *The Lancet*, 1884.)

MORISON

Obs. XLVIII. — Femme, quarante-huit ans. Sténose fibro-
cicatricielle, ulcus. Le 16 octobre 1894, pyloroplastie. Guérison. La malade sort de l'hôpital au bout de trois semaines. En
quatre mois elle gagne 21 kilogrammes.
(In *The Lancet*, 13 mars 1895.)

PEARCE GOULD

Obs. XLIX. — Femme, cinquante-huit ans. — Sténose non

néoplasique du pylore. En décembre 1892, pyloroplastie. Les lambeaux résultant de la section des adhérences sont portés au dessus de la ligne des sutures et fixés au moyen de quelques points additionnels. Guérison parfaite. En cinq mois la malade a gagné 10 kilogrammes.　　　　　　　　(In. *The Lancet*, 20 mai 1893.)

ROBSON

Robson a très heureusement modifié le manuel opératoire en usage jusqu'à lui, par l'introduction dans le canal pylorique, préalablement incisé, d'une bobine en os décalcifié. « L'opération, dit-il, est plus rapide et aussi bien moins périlleuse que dans les cas où l'on emploie uniquement la suture. Le tube osseux fournit, immédiatement, un canal perméable et protège la ligne des sutures de vingt-quatre à quarante-huit heures, moment où l'adhésion des bords de la plaie est faite. Les deux observations qui suivent le démontrent. »

OBS. L. — R. F..., trente-quatre ans. Sténose cicatricielle, suite d'ulcus. Le début des accidents remonte à cinq années. Entre dans le service en janvier 1895. Le 24 janvier, pyloroplastie, section de quelques adhérences. Bobine. Nourri exclusivement par la bouche dès le 29 janvier, il peut, dès la quatrième semaine, absorber toute espèce d'aliments.

OBS. LI. — W. F..., cinquante-deux ans. Entre dans le service en avril 1895. Sténose cicatricielle, suite d'ulcus. Le 8 avril, pyloroplastie. Bobine. Alimentation exclusivement par la bouche. Dès la deuxième semaine, le malade ingère des substances solides. A la fin du mois, il rentre chez lui complétement guéri.

L'auteur ajoute à la fin de son article : « Depuis que

j'ai écrit ces lignes, j'ai eu un troisième cas heureux de pyloroplastie. Même méthode. Le malade gagna 4 kilogrammes en un mois.

(In *British medical Journal*, 20 juillet 1895.)

SENN

OBS. LII. — Religieuse, quarante-sept ans. Sténose cicatricielle. Ulcus. Le 16 juillet 1889, pyloroplastie. Guérison.
(In *The Physician and Surgeon*, 1891. Rapporté par Grower.)

OBS. LIII. — Homme, cinquante et un ans. Sténose cicatricielle, suite d'ulcus. Le 5 juillet 1891, pyloroplastie. Guérison en deux mois, le malade gagne 20 kilogrammes.

(In *Med. Record*, 1893.)

SHEPKERD

OBS. LIV. — Homme, vingt-neuf ans, fermier, natif du Canada. Buveur d'eau, non fumeur. Gastrite ancienne avec éructations acides et pyrosis. Dilatation d'estomac avec sténose cicatricielle du pylore, suite d'ulcus. En novembre 1893, pyloroplastie. Guérison. Le malade quitte l'hôpital au bout de quatre semaines, ayant gagné 16 livres. (In *Medical Record*, 1895.)

IV. — Observations françaises.

DOYEN

OBS. LV. — Femme, cinquante-cinq ans. Sténose cicatricielle du pylore consécutive à un ulcus. Le 9 mai 1872, pyloroplastie. Guérison opératoire. Mais quelques mois plus tard, phénomènes de récidive. Gastro-entérostomie. Guérison.

Obs. LVI. — Femme trente-cinq ans. Sténose probablement spasmodique, pyloroplastie dans les derniers jours de mai 1892. Mort par adynamie le 4 juin, à l'autopsie pas de péritonite.

Obs. LVII. — Femme, vingt-trois ans. Maladie de Reichsmann avec contracture du pylore. Le 28 mai 1892, pyloroplastie. Le 31 mai, mort par accident cérébral (?), à l'autopsie, pas de traces de péritonite.

(Archives provinciales de Chirurgie, 1892, et Trait. chirurgical des affect. de l'est. et du duodénum, Doyen, 1895.)

PONCET. — (Observation Inédite).

Nous devons cette longue et minutieuse observation à l'extrême obligeance de M. le Dr Désir de Fortunet, de Chalon-sur-Saône.

Il nous a fait l'honneur de nous recevoir chez lui, et il a eu la bonté de revoir et de compléter nos notes. Qu'il veuille bien nous permettre de le remercier vivement, et de l'assurer de notre reconnaissance.

Obs. LVIII. — M. X..., agée de vingt-trois ans, a des antécédents héréditaires nerveux. Elle aurait elle-même, dès l'âge de treize ans, durant son séjour en pension, présenté des phénomènes de chloro-anémie, des douleurs erratiques de nature suspecte, dans la région lombo-dorso-cervicale. Il y a quelques mois, elle a eu des crises hystériformes caractéristiques.

Les digestions ont toujours été fort pénibles, mais c'est seulement dans les premiers jours de novembre 1893 que les symptômes gastriques sont devenus véritablement sérieux. Douleurs très violentes, renvois acides fréquents, vomissements abondants deux ou trois heures après chaque repas. — Ces vomissements sont d'une acidité manifeste : ils ont un jour décoloré très vite un coin de tapis sur lequel ils étaient par hasard tombés.

En même temps la malade perdait l'appétit, maigrissait. Constipation persistante : point de diminution dans la quantité des urines; point de modification qualitative. Point de fièvre le soir, mais insomnie fatigante et rebelle. Apparition d'un point très douloureux dans la région antéro-latérale gauche du thorax, entre la neuvième et la dixième côte, à peu près au niveau du grand culde-sac de l'estomac : élancements intermittents, mais d'une extrême fréquence au point ainsi déterminé, surtout quand la malade est à jeun : ils font place, après les repas à une sensation douloureuse et plus vague occupant tout l'hypocondre gauche.

M. le Dr Désir de Fortunet institue en ce moment un traitement hydrothérapique : tous les matins on enveloppe la malade d'un drap mouillé, et l'on fait, dans la journée quelques lotions froides.

Aucune amélioration durable ne se produisant, M. X... vient à Lyon. M. le professeur Lépine fait le diagnostic de spasme nerveux du pylore ; il prescrit : aussitôt après chaque repas 2 grammes de bromure de potassium. Comme régime alimentaire : œufs, crèmes, potages poissons au court-bouillon. Chaque matin, une douche tiède, dont on abaissera progressivement la température tous les jours, afin d'arriver à l'administrer froide. Le soir, lavement de valériane, une cuillerée de gallo-bromol (solution 10/200). M. le professeur Lépine ne pratique pas à cette date (1er décembre 1873) l'examen chimique du suc gastrique.

De retour chez elle, la malade ne voit rétrocéder aucun phénomène morbide : elle expulse seulement après quelques jours, sous l'influence d'une infusion de 0 gr. 80 d'écorce de grenadier, un ténia fort volumineux *(tœnia medio-canellata ?)*. Puis, les douleurs s'exaspèrent, les vomissements deviennent plus fréquents et plus pénibles encore.

Le 23 décembre M. le Dr Désir de Fortunet fait analyser le suc gastrique : le suc rougit fortement le papier de tournesol. Ne se colore pas en rouge par le réactif d'Uffelmann ; donne à l'évaporation avec le réactif de Gunsburg une couleur rouge intense. Il n'y a donc point d'acide lactique, mais bien une notable quantité d'acide chlorhydrique, soit 2,75 pour 100. Le bicarbonate de soude, à hautes doses est aussitôt ordonné ; une amélioration se produit ; mais elle est fugace.

M. le professeur agrégé Devic voit la malade le 7 janvier 1894. Outre les phénomènes nerveux, elle lui parait présenter des lésions réelles du côté de l'estomac : clapotage au niveau de l'angle du côlon, et, par suite, adhérences possibles du grand cul-de-sac, avec cette portion du gros intestin. Il conclut : Crises hystériformes, anorexie nerveuse ; hyperchlorhydrie ; foyer possible de périgastrique. Ulcus peu probable. Et il prescrit, avec M. Désir de Fortunet, le régime suivant : Hydrothérapie (lotions froides : matin et soir).

Régime alimentaire : quatre repas par jour : lait, potages, œufs, viandes blanches rôties, purées de légumes. Comme boissons : pas d'alcool — tout au plus de faibles quantités de bière.

Après les repas : Repos au lit ; compresses chaudes sur le creux épigastrique, pendant trois quarts d'heure. Une demi-heure après le repas, 1 gramme de bicarbonate de soude. En cas de constipation, lavement à l'eau froide ou lavement huileux. En cas d'insomnie, bains tièdes, le soir. Révulsion dans la région douloureuse : vésicatoires, pointes de feu, cautères.

La malade essaya de suivre le traitement ; mais celui-ci devint impossible dès les premiers jours : elle ne tarda pas, en effet à reprendre ses vomissements habituels ; l'ingestion de bouillons glacés était seule supportée : encore amenait-elle de temps à autre quelques vomissements douloureux et acides.

Le 13 janvier 1894, nouvelle analyse du suc gastrique :

Acidité : 1,38 0/0 en HCl.

Réactif de Gunsburg : Rien.

Vert brillant : Rien.

Réactif d'Uffelmann : Coloration jaune intense.

Il fallait donc conclure à la présence d'acide lactique dans l'estomac : Un nouvel examen pratiqué quelques jours plus tard confirmait d'ailleurs les résultats du premier. On avait, en effet :

Acidité totale : 1.36 0/0, soit 1.24 0/0 en HCl.

Réactif de Gunsbourg : Rien.

Vert brillant : Rien.

Réactif d'Uffelmann : Couleur jaune très marquée.

Point d'acide chlorhydrique libre ou combiné.

Ainsi, des fermentations se produisaient maintenant dans l'estomac. On prescrit une limonade chlorhydrique (HCl 2 grammes, eau 100 grammes) et, chaque jour, deux lavages avec une solution boriquée 1 4/100.

Pendant quelque temps, accalmie notable. Les vomissements s'arrêtent ; les douleurs gastriques disparaissent. Mais, bientôt, reviennent les symptômes alarmants : après tous les repas, pâleur de la face, douleurs syncopales dans la région épigastrique régurgilations, vomissements pénibles. Amaigrissement, prostration morale inquiétante.

Le 5 mars 1894, vomissement deux heures et demie après un repas durant lequel la malade avait ingéré HCl. L'analyse est faite : au tournesol : réaction acide. Ne fait point passer en rouge la tropœoline (donc point d'HCl libre). Fait passer au jaune le R. d'Uffelmann. Avec le Gunsburg évaporé au bain-marie, couleur saumon.

En somme, il y a de faibles doses d'HCl combiné et l'acidité est due toute entière à des lactates acides.

La cachexie a fait, à cette époque, des progrès considérables. La malade est épuisée, presque mourante. Véritable squelette vivant, elle ne pèse que 65 livres. Elle se décide alors à venir à Lyon où elle est examinée par M. le professeur Poncet.

On ne trouve point de dilatation considérable de l'estomac, pas de tumeur au niveau du pylore. Cependant, M. le professeur Poncet fait le diagnostic de sténose pylorique, se réservant sur la nature du rétrécissement.

Il se décide à une intervention.

29 mars 1894. — Grand bain. Pas de lavage stomacal.

30 mars. — Laparotomie : Incision dans la ligne blanche, 10 centimètres à partir de l'appendice xyphoïde. Le pylore est trouvé sans difficulté ; il ne présente, à l'inspection, rien d'anormal; il n'est pas volumineux; aucune formation conjonctivo-cicatricielle ne paraît s'être développée sur ses parois.

A la palpation, il est induré. L'anneau musculaire, fortement contracté, laisse deviner une sténose étroite. En effet, après gastrotomie, le canal pylorique admet à grand'peine l'auriculaire droit. Pas d'adhérence, point de traces de péritonite partielle ; pas de vascularisation anormale de la paroi. On est en présence d'un rétrécissement spasmodique.

Le pylore est amené au dehors. Deux aides pincent entre leurs doigts la région pylorique de l'estomac et les portions initiales du duodénum, de manière à empêcher tout écoulement de liquide dans la cavité péritonéale.

L'incision de la gastrotomie exploratrice est continuée jusqu'au duodénum. Point de lésions apparentes de la muqueuse.

La suture est faite suivant la méthode d'Heinecke et Mikûlicz (points de Lembert).

La plaie abdominale est refermée (fils d'argent).

Au réveil, la malade accuse de violentes douleurs au niveau de la plaie ; mais elles disparaissent vers les 7 heures du soir.

Point de fièvre : la température ne s'élève jamais au-dessus de 37 degrés. Le lendemain, les douleurs gastriques ont disparu. La malade n'a plus la sensation si pénible du point douloureux fixe qui la tourmentait autrefois. Nourrie exclusivement de bouillon, lait et champagne durant les quatre premiers jours, et cela, autant par la bouche que par la voie rectale, la malade mange un œuf le 3 avril. A partir de ce moment, elle prend, sans éprouver de malaise, quelques pommes cuites, et, le quatorzième jour, une aile de poulet. On enlève alors les points de suture, et la malade revient chez elle.

Mais le voyage, en chemin de fer, réveille des douleurs intenses au point que nous avons déjà signalé. Ces douleurs sont intermittentes.

Deux mois et demi après l'opération on voit réapparaître les vomissements qui surviennent toujours à la suite d'ingestions d'aliments solides. Le lait et les œufs sont très bien supportés. Toutefois, en septembre 1804, l'état général est excellent et la malade pèse 10 livres.

Au commencement d'octobre, le régime lacté devient fatigant : quelques vomissements se produisent. M. le Dr Bouveret fait l'analyse du suc gastrique et trouve de l'hyperchlorhydrie : il engage la malade à continuer, malgré tout, le régime lacté; il lui permet des œufs, quelques viandes très cuites, hachées, les légumes bien débarrassés de leurs parties ligneuses.

Boisson : lait, eau.

Bicarbonate de soude : trois ou quatre paquets d'1 gramme à prendre après chaque repas.

Trois repas par jour.

Hydrothérapie.

Massage journalier des membres inférieurs.

Malgré sa bonne volonté, la malade ne peut suivre ce traitement; un hoquet persistant s'installe dès le huitième jour, et la seconde semaine surviennent des vomissements d'une violence inouïe. Elle doit renoncer à tout aliment que les œufs et le lait, et continue à prendre du bicarbonate de soude.

11 novembre. — M. le Dr Désir de Fortunet prescrit l'emploi de l'azotate d'argent (eau, 300 grammes. AzO³Ag cristallisé 15 centigrammes) à prendre vingt minutes avant chaque repas.

Cette médication reste sans effet ; le point douloureux intercostal devient même insupportable au point d'empêcher la station debout.

Dans les premiers jours de décembre, vomissements, odeur beurre rance (acide butyrique). L'analyse du suc gastrique donne

Acidité totale = 2,7

HCl. = 0

L'acidité des liquides stomacaux est due par conséquent à la présence d'acides organiques : il se produit des fermentations ; les lavages sont indiqués.

On les fait avec une solution boriquée, le matin à 6 heures et le soir à 10 heures. Piqûres de morphine d' 1/2 centigramme, une heure et demie après chaque repas. Lait, œufs, bouillon.

Amélioration très sensible; disparition des douleurs ; plus de vomissements; l'état moral un instant très mauvais se relève. La santé revient. La malade prend des forces.

15 décembre. — Nouvelle analyse :

R. d'Uffelmann coloré en jaune.

Tropœoline, ne sont pas colorés.

R. de Gunsburg, ne sont pas colorés.

Il n'y a pas encore d'acide chlorhydrique.

En conséquence on supprime entièrement le lait ; les aliments azotés seuls (bouillon) sont continués. La malade s'en trouve mieux. Dans la première semaine de janvier, elle absorbe, sans être incommodée, quelques substances solides (viandes blanches, poulet, dindon).

L'état se continue de la sorte, la malade reprend un peu ses forces, commence à manger quelques aliments à demi solides, et peut boire de nouveau 1 litre 1/2 de lait par jour. Elle fait régulièrement un lavage d'estomac avant chaque repas, et elle reçoit une heure après 1/2 centigramme de morphine en injections.

Le 23 janvier 1895, analyse du suc gastrique :

Colore en rouge cerise la trapœoline 00.

Sans action sur le R. d'Uffelmann.

Colore en rouge vif le R. de Gunsburg.

Donc, acide chlorhydrique libre.

Acidité, évaluée en HCl : 2,34 0/0.

Même régime et même traitement, auquel on ajoute un peu de bicarbonate de soude après les repas.

L'amélioration continue, mais très lentement, c'est plutôt un état stationnaire : régurgitations nombreuses et fatigantes après les repas, se prolongeant souvent toute la soirée. Le point douloureux au niveau des fausses-côtes persiste toujours.

Analyse du 20 février 1895 :

Pas d'acide lactique.

Acide chlorhydrique libre.

Acidité en HCl 2,27 0/0.

A ce moment, sur les conseils de M. le Dr Désir de Fortunet, la malade est envoyée à Paris où elle est laissée seule dans un établissement hydrothérapique sous la direction du Dr Coffin (24 février).

Immédiatement les douches sont commencées, les lavages sont rapidement supprimés, et les injections de morphine deviennent inutiles. A son arrivée à Paris elle pesait 82 kilogrammes.

Elle y reste quatre mois, jusqu'au milieu de juin 1895. Pendant toute cette longue période d'isolement, son régime a été presque exclusivement lacté : elle absorbait jusqu'à 5 litres de lait par jour ; jamais plus de deux œufs.

Poids au retour, 106 kilogrammes.

Rentrée à Chalon, elle est immédiatement envoyée à la campagne pendant tout l'été. Les digestions sont meilleures, les régurgitations ont disparu ; il ne reste plus que le point douloureux après les repas. Mais il diminue progressivement et, actuellement (novembre 1895) il ne se fait plus guère sentir, que lorsque cette jeune fille (on ne peut plus dire la malade) fait une promenade en voiture ou une marche un peu prolongée. Pendant ce mois de septembre, elle a eu des douleurs rhumatismales assez vives dans les membres inférieurs, avec œdème des jambes, pour avoir voulu sacrifier à la divinité nouvelle, en se promenant le soir et le matin, les pieds nus, sur les gazons couverts de rosée. Ces douleurs ont disparu après l'administration de la solution salicylée de Béjean (de Besançon).

Actuellement, la malade surveille encore son régime alimentaire ; elle se fatigue un peu vite ; mais on peut la considérer comme guérie, ou du moins comme étant en voie sûre de guérison.

« Telle est, nous écrit M. le Dr Désir de Fortunet, l'histoire assez complexe, mais absolument véridique d'un estomac névropathe pendant vingt-quatre mois consécutifs, estomac ayant déjoué toutes les analyses les plus exactes, ayant éprouvé successivement toutes les médications anciennes et nouvelles, ayant même tâté du bistouri, et finissant par céder devant l'eau froide régulièrement administrée et doublée d'un isolement complet. »

Pour nous, la jeune malade qui fait le sujet de cette longue observation présentait un double complexus symptomatique ; c'étaient, d'une part une contracture de l'anneau pylorique, en second lieu des troubles sécrétoires nerveux, sans lésion de la muqueuse. L'intervention chirurgicale devait triompher du spasme, mais reste sans effet contre des phénomènes pathologiques, en rapport avec des modifications purement dynamiques des éléments glandulaires de la paroi stomacale. Ceci nous explique la récidive. Mais le Heinecke-Mikülicz n'en a pas moins permis à notre jeune malade d'échapper en mars 1894 à la mort par inanition ; et par là ne pourrait-on soutenir que sa guérison définitive est l'œuvre de la pyloroplastie ?

RAMAKERS

OBS. LIX. — Homme, quarante-cinq ans. Impaludisme. Rétrécissement cicatriciel du pylore, consécutif à un ulcus. Le 28 juillet 1892, pyloroplastie, à l'hôpital Mustapha, d'Alger. Mort quarante-huit heures après l'intervention, d'un accès pernicieux foudroyant(?). **(Bull. méd. de l'Algérie, 1892.)**

ROHMER

OBS. LX. — Homme, trente-cinq ans, chez lequel M. le professeur Bernheim diagnostique un rétrécissement pylorique consécutif à un ulcère simple cicatrisé. Evacué dans le service d'Heydenreich, suppléé par Rohmer, il subit le 15 septembre 1892 la pyloroplastie. Guérison opératoire. Mais au bout de quinze jours les vomissements reparaissent et trois mois après on doit faire la gastro-entérostomie : au cours de cette opération on sent le pylore dur et rétréci; mais on ne peut constater l'état de cet orifice, à cause des adhérences qui se maintiennent dans la profondeur. **(Wilhelm, th. Nancy, 1893.)**

ROUX

Dans la séance du 3 avril 1893, au septième Congrès français de chirurgie, Roux de Lausanne déclare avoir

fait avec succès deux pyloroplasties : « Deux fois j'ai
combattu les rétrécissements du pylore par l'incision longitudinale avec suture transversale. Les deux malades
sont guéries. La première subit l'opération en même temps
que l'ablation d'un rein. La seconde était si maigre qu'elle
passe encore à l'heure actuelle pour avoir été délivrée
d'un cancer. » *(Septième Congrès français de chirurgie,
1893, p. 400.)*

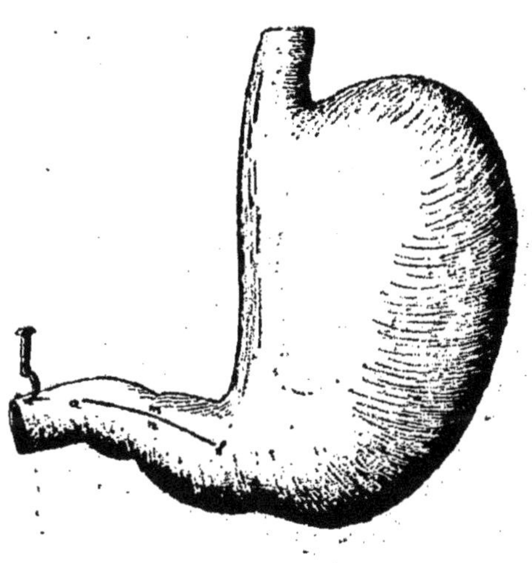

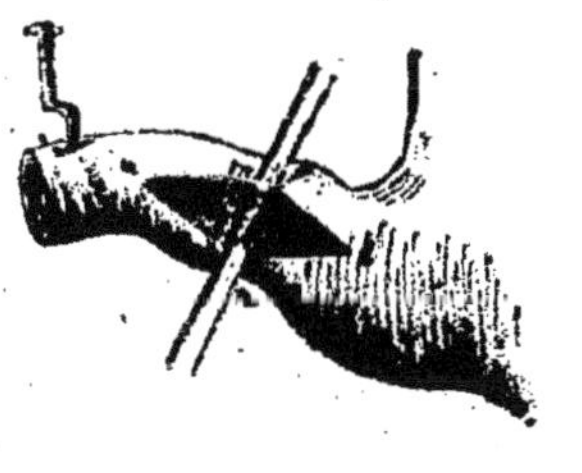

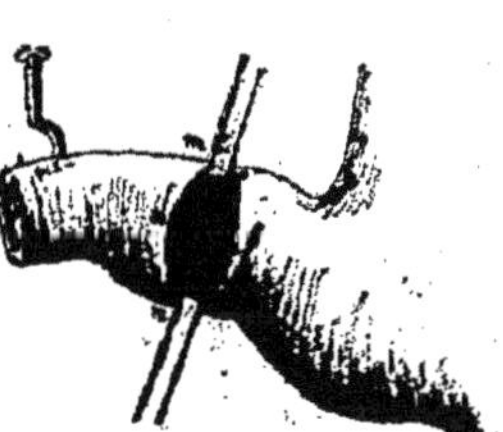

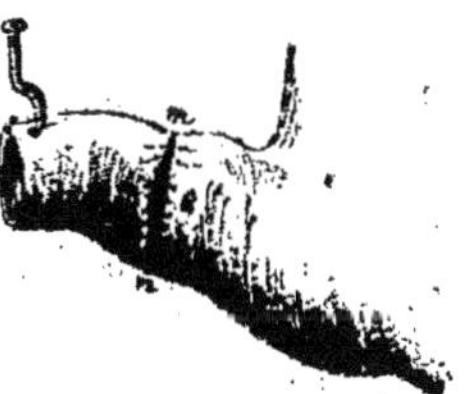

A. C.

5

CONCLUSIONS

Sous le nom de pyloroplastie il faut entendre, comme ce nom l'indique, la réfection de l'orifice pylorique dont le calibre est plus ou moins notablement diminué.

Cette opération autoplastique par excellence a été pratiquée pour la première fois par Heinecke et Mikülicz. Depuis lors, c'est-à-dire depuis 1886, les observations s'en sont multipliées et nous avons réuni dans notre thèse tous les cas connus jusqu'à ce jour et dont le nombre s'élève à 90.

Sur ces 90 pyloroplasties, 60 fois les observations ont été publiées avec détail et peuvent être considérées comme complètes; 30 fois on s'est simplement contenté de la mentionner. — Les 90 opérations ont été exécutées 30 fois en Allemagne, 28 fois en Italie, 17 fois en Angleterre et en Amérique, 7 fois en Russie et 2 fois en Suisse.

En France, nous ne connaissons que 6 opérations de ce genre (3 Doyen, 1 Rohmer, 1 Poncet, 1 Ramakers) et c'est en nous appuyant au début sur l'observation de M. le professeur Poncet que nous avons commencé nos recherches sur cette nouvelle et intéressante question de thérapeutique chirurgicale.

La pyloroplastie est une intervention très simple, par laquelle l'orifice pylorique est agrandi (voir planche) grâce à un artifice de rapprochement des bords de l'incision qui, pratiquée longitudinalement sur le pylore, est transformée par les sutures en une incision transversale. (La figure ci-jointe, p. 69, donne mieux qu'une plus longue description l'idée de cet acte opératoire.)

— La pyloraplastie est indiquée dans la plupart des cas de sténose cicatricielle pylorique, que cette sténose soit consécutive à un ulcère, à l'ingestion de liquide corrosif, caustique, à un traumatisme, etc. — Elle trouve également ses indications dans les rétrécissements spasmodiques et par hypertrophie pariétale du pylore.

— Elle est contre-indiquée dans tous les cas de sténose néoplasique, dans les cas où des lésions de nature suspecte existent en un point quelconque de l'estomac ou du duodénum, indépendamment des formations cicatricielles.

Elle est encore contre-indiquée quand ces formations sont trop volumineuses; parfois aussi quand il existe des adhérences péritonéales trop anciennes et trop épaisses.

Sur nos 90 observations, nous comptons 50 hommes et 40 femmes. L'âge moyen de ces opérés était pour les hommes de trente ans, pour les femmes de vingt-six ans.

Sur ces 90 pyloroplasties, il y a en 17 morts. Ces 17 morts sont particulièrement instructives; interprétées, elles ne sauraient, en effet, assombrir comme à première vue le pronostic de cette intervention, que nous considérons comme simple et innocente.

Deux malades en effet sont morts d'adynamie prolongée. Quatorze ont succombé à des accidents indépendants de l'opération. Un seul opéré est mort de péritonite.

L'opération doit donc être considérée comme bénigne, sans danger réel, et ici encore, comme nous le faisait remarquer M. Poncet les accidents mortels sont imputables à l'ancienneté de la lésion, à l'affaiblissement plus ou moins grand des malades, en un mot, à des causes extrinsèques à l'acte opératoire.

La conclusion nette qui découle de cette statistique est donc de ne pas trop attendre et de soumettre à la pyloroplastie, de bonne heure, les malades dont l'état s'aggrave ou reste stationnaire malgré un traitement médical méthodique.

Les résultats opératoires sont des plus satisfaisants ; ils se répartissent en effet dans la proportion suivante : Pyloroplasties prises en bloc, résultats envisagés depuis un mois jusqu'à quatre ans : 5 récidives (sténoses cicatricielles), 1 récidive temporaire (sténose spasmodique).

68 guérisons visant :

      56 cas de sténose cicatricielle ;

      4 cas de sténose spasmodique ;

      2 cas de sténose traumatique ;

      6 cas de sténose fibreuse.

En résumé, l'opération que nous avons étudiée mérite à tous égards d'entrer dans la pratique courante.

BIBLIOGRAPHIE

Bouveret. — Traité des maladies de l'estomac.

Chalot. — Traité de médecine opératoire.

Chaput. — Technique des opérations sur l'estomac et l'intestin.

Doyen. — Traitement chirurgical des affections de l'estomac et du duodénum.

Wilhelm. — Thèse, Nancy, 1893.

Dreydorff. — Th., Heidelberg, 1893.

Franke. — Th., Kiel, 1894.

Frohnmüller. — Th., Fürth, 1886.

Schmitz. — Th., Berlin, 1889.

Novaro. — Contributo alla chirurgia dello stomaco, 1890.

Archiv für klin. Chir., Bd. XXXVII et XXXVIII.

Berliner klin. Wochens., 1891.

Centralblatt für Chir., 1892, 1893, 1894, 1895.

Deutsche med. Wochens. 1889 à 1895.

Sankt-Petersburger med. Wochens., 1892, 1893.

Medycyna, 1893.

Bull. di R. Accad. di Roma, 1890.

Gazetta degli ospitali, 1890.

Morgagni, 1892.

Lo sperimentale giornale medico, 1892.
Policlinico, 1894.
Annal Pract. et News-Louisville, 1893.
Annal of Surgery, 1894.
Annal Surg. Philadelphia, 1893.
British medical journal, 1895.
The Lancet, 1892, 1893, 1894, 1895.
Medical Record, 1895.
New-York medical journal, 1892, 1895.
The Physician and Surgeon, 1891.
Archives provinciales de chirurgie, 1892.
Bulletin médical de l'Algérie, 1894.
Septième Congrès français de Chirurgie, 1893.

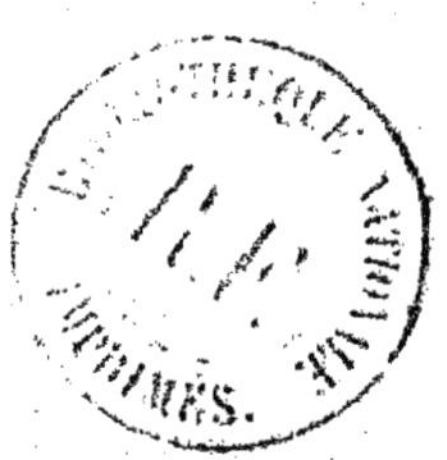

-yon. — Imp. Pitrat Aîné, A. Rey Successeur, 4, rue Gentil. — 12.103

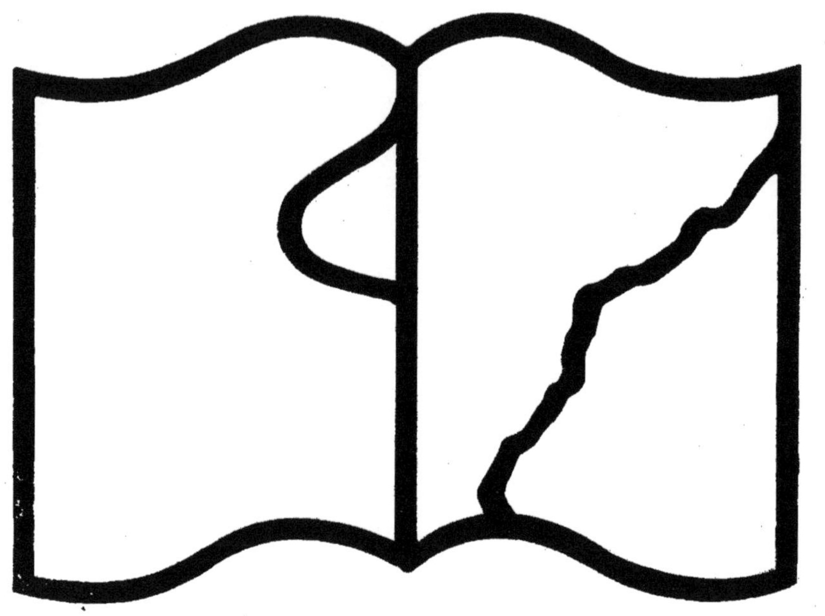

Texte détérioré — reliure défectueuse

NF Z 43-120-11

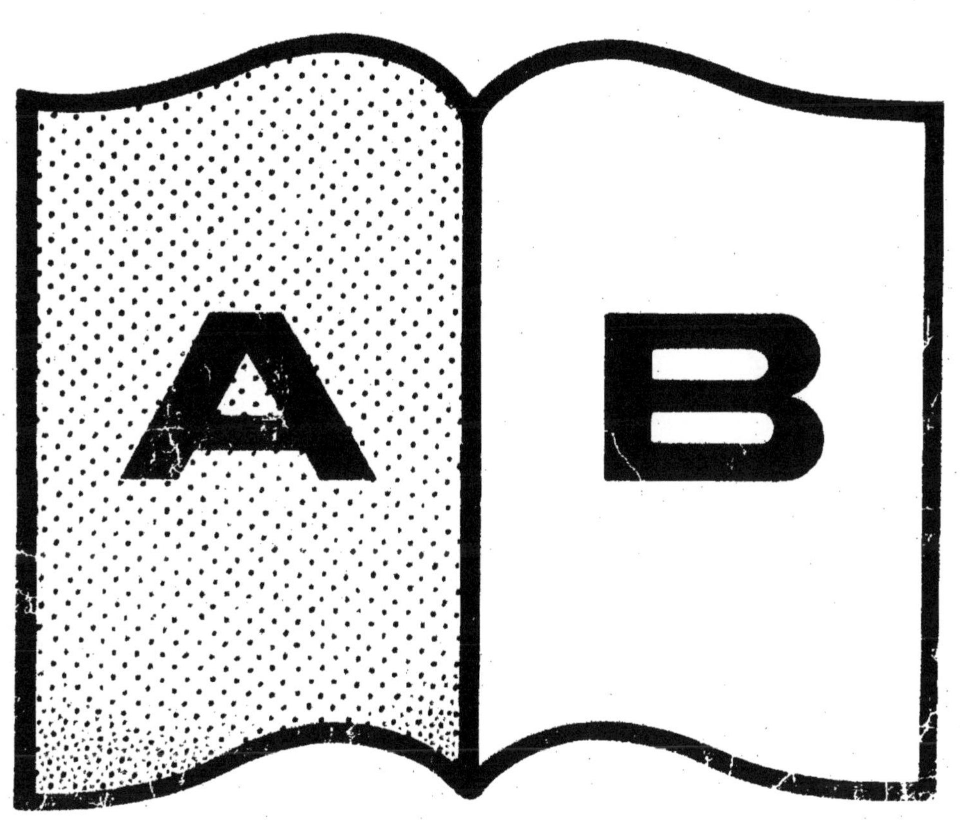

Contraste insuffisant

NF Z 43-120-14